KB202263

일 본 의 커 뮤 니 티 케 어

지역포괄케어와 지역공생사회

지역포괄케어와 지역공생사회

일본의
커뮤니티 케어

니키류 지음
정형선 편역

북마크

왜 '커뮤니티 케어'인가?

'커뮤니티 케어'에 대한 논의가 뜨겁다. 보건복지부 장관이 그 필요성을 강조했고 현 정권의 실세인 국민건강보험공단 이사장이 그 실행을 강조하고 있으니 그러한 열기가 무리는 아니다. 하지만 주요 인사가 강조했기 때문에 이러한 열기가 생겼다기보다는, 그러한 열기가 나올 만한 상황을 이들 실세들이 간파하고 정책으로 이슈화했다고 하는 것이 사실에 가까울 것이다.

'커뮤니티 케어'는 '지역'이라는 필드를 중심으로 다양한 케어 또는 서비스가 제공되고 이용될 수 있는 상황을 전제로 한다. 주고받는 '서비스'도 중요하지만, 그에 앞서 그러한 서비스들이 교환되는 '지역'에 방점이 있는 것이다.

지역을 중심으로 해서 개인이 삶이 전개되고, 지역을 중심으로 필요한 서비스들이 연결되는 것이다. 그러려니 통합서비스, 원스톱서비스, 연계서비스가 필요하게 되는 것이다. 하지만, 핵심은 그러한 서비스들이 '지역'을 중심으로 엮어진다는 데 있다. 연계된 서비스가 '지역을 중심으로 살아가는 개인'에게 주어지고 개인은 '지역에서 그러한 서비스에 쉽게 접근할 수 있어야' 한다.

그러면 '커뮤니티 케어'에서의 '지역(커뮤니티)'이 무엇을 의미하는 것인지 생각해볼 필요가 있다. 지역의 범위는 어디까지인가? 내가 사는 집은 포함하겠지만, 집에 국한되지는 않을 것이다. 그렇다면 내가 사는 마을까지일까? 이미 국민의 절대 다수가 아파트에 살고 있으니, 아파트 단지가 내 지역인가? 행정 단위로 보자면 어디까지가 범위일까? 읍, 면, 동일까? 시, 군, 구일까? 아니면 시, 도까지도?

　어떤 개념에 대한 그림이 잘 안 그려질 때는, 논리학의 '반대' 개념을 사용하면 도움이 된다. '지역'의 반대 개념은 무엇인가? '도시'의 반대로서의 '지역'을 얘기할까? 아닐 것이다. 초고령사회로 향하게 되면, 농촌 지역의 인구가 줄고 도시 지역의 고령층이 늘어나게 된다.

　이런 상황에서 '커뮤니티 케어'의 대상에서 도시가 빠진다면, '커뮤니티 케어'는 의미를 절반 이상 상실한다. 저자 니키 교수도 초고령사회 일본에서 날로 늘어나는 '도시지역의 고독사'는 '지역포괄케어'가 가장 관심을 가지고 해결해야 할 대상으로 강조하고 있다.

　'지역'의 반대 개념이 '병원'인가? 일본에서는 '지역포괄케어'의 개념을 강조하면서 '병원완결형에서 지역완결형으로'라는 구호가 자주 등장했다. 병원이 지역의 반대 개념으로 강조된 것이다. 니키 교수에 의하면 반대 개념으로서의 '병원'은 행정 분류상의 '병원' 전체보다는 '급성기병원'을 주로 가리킨다. 급성기병원이 '병원'의 다수를 점하기 때문에 '병원완결형에서 지역완결형으로', '병원에서 지역으로'라는 구호는 그 강조점이 쉽게 와 닿는다. 하지만, 지역의 유지기와 생활기 환자를 대상으로 하는 '중간기병원'이 '커뮤니티 케어'의 대상에서 제외되어서는 곤란할 것이다.

'요양시설'은 '지역'의 반대 개념에 해당하는가? 우리나라에서 노인장기요양보험제도가 도입되었던 2008년 이전에는 워낙 요양서비스의 제공 인프라가 없었기 때문에 '시설'의 확대가 용인되었지만, 노인장기요양보험제도의 전체적인 기조는 언제나 '시설에서 재가로'였다.

일본의 경우를 보아도, '지역포괄케어'와 '지역공생사회'의 논의에서 최근 유행하고 있는 표현, '재택생활의 한계점을 높인다'라는 강조점이 이를 잘 보여준다. 고령자가 더는 집에 있기 힘들게 되어 '어느 시점'에서는 결국 시설 입소나 병원 입원을 하게 되는 것이 보통인데, 그 넘어가는 '한계점'을 높여서 가정에서의 기간을 최대한 늘리고 시설이나 병원의 생활을 가능한 한 줄인다는 의미이다.

이런 점에서는 '요양시설'이 '재가'의 반대 개념이 될 수 있어 보인다. 하지만 재가의 여건이 충분치 않은 상황에서 '중간시설'이 '커뮤니티 케어'의 대상에서 그냥 제외되어서도 곤란할 것이다.

'지역'에 대한 반대 개념을 생각해볼 때, 좁은 의미의 '커뮤니티 케어'는 〈병원이나 시설〉에서 나와 가정에 머물면서 지역을 중심으로 생활을 하고 지역을 단위로 연계된 서비스를 받는 것'을 의미할 것이다. 그런데 문제는 이러한 협의의 개념이 실현 가능한 경우는 우리의 현실에서 그리 많지 않다는 데 있다.

노인 대부분이 가정에 머물기에는 여건이 허락지 않는다. 돌봐줄 사람이 마땅치 않고 집의 구조나 주변 환경이 적절치 않다. 그러니 '커뮤니티 케어'가 꿈꾸는 '생애의 마지막을 가정에서 보내다가 가족이 지켜보는 가운데서 평온히 눈을 감는' 것은 현실적으로 많은 사람에게 영화 속의 장면일 뿐이다.

전체 국민을 대상으로 하는 정책 차원의 '커뮤니티 케어'가 이러한 좁은 개념에 갇혀있기는 어렵다. 그러면 커뮤니티 케어에서 말하는 '지역'은 어디까지 확장되어야 할 것인가? 평상시 머무는 곳이 '집'이나 '가정'이어야 하는가? 중간기병원과 요양시설도 환자가 급성기병원에서 나와서 머물면서 지역의 생활을 이어가는 '커뮤니티 케어'의 일원으로 역할을 하고 있고, 해야 하는 것이 아닌가?

가정과 같은 분위기에서 개인의 삶의 종말을 케어(terminal care)하는 곳이라면, 그것의 명칭이 '병원'으로 되어 있든, '병원'의 한 부서가 되어 있든, '시설'이든 그것은 커뮤니티 케어에서 말하는 '지역'으로 봐야 하지 않은가? 일률적인 답을 구할 필요는 없다. 다양성을 염두에 두고 상황에 맞는 최적을 찾아야 한다.

서구에서의 '커뮤니티 케어'

'커뮤니티 케어(Community Care)'의 사고방식은, 일본에서 지역포괄케어가 논의되기 훨씬 이전에 영국, 호주, 북유럽 국가, 미국 등 서구 국가에서 경험적으로 발달해왔다. '커뮤니티 케어'라는 이름이 아니더라도, '통합 케어(integrated care)'의 개념으로, '살던 곳에서 늙어가기(Aging in Place: AIP)'의 개념으로도 강조되어 왔다. 'Aging in Place'에서의 'place'는 바로 삶을 영위하는 '지역'을 가리킨다. 그리고 그 지역을 중심으로 서비스가 제대로 제공되려면, 다양한 서비스가 연결되고 통합된 모습 즉, '통합 케어'가 필요하게 되는 것이다.

영국을 보면, '커뮤니티 케어'는 '커뮤니티에서의 케어(Care in the Community)'를 지칭한다. 이는 '탈시설화(deinstitutionalization)' 내지는 '재가 케어(home care)'를 강조하는 정책이다. 사실 '커뮤니티 케어'가 영국에서 정책으로 나타나기 시작한 것은 1950년대부터다. 정신 및 신체 장애인이 대상이었다.

이들을 시설에 수용하지 말고 가정에서 돌봐야 한다는 사고방식이었다. 지향하는 정책은 그러했으나, 현실적으로 병원과 시설 수용은 계속 늘어갔고, 따라서 1960년대와 70년대에도 시설 케어(institutional care)는 계속 비판의 대상이었다.

하지만, 이러한 비판에 대한 수용이 정부의 정책으로 구체화된 것은 1983년 대처 정부가 「커뮤니티 케어 실현하기(Making a Reality of Community Care)」라는 보고서를 발간해서 재가 케어의 이점을 강조하면서다. 그 뒤로 '커뮤니티 케어'와 관련한 녹서 및 백서(Green and White papers)들이 계속되었지만, 2010년대에 들어선 지금도 '커뮤니티 케어'는 '목표'로서 중요성이 계속 강조되고 있을 뿐, '실현'된 현실은 아니다. 2015년에는 노먼 램(Norman Lamb) 복지장관이 장애인의 장기 수용문제를 해결하겠다고 공언하기도 했지만, 언제나처럼 근본적인 문제해결은 이루어지지 못하고 있다. 그만큼 '커뮤니티 케어'는 영국에서도 요원한 과제다.

호주의 경우, 연방정부가 보조하는 '커뮤니티 케어'에는 65세 이상 대상의 '가정 및 지역 서비스(Home and Community Care: HACC)',

75세 이상 대상의 '지역 노인 서비스 패키지(Community Aged Care Packages: CACP)', '확장 노인 재가서비스 패키지(Extended Aged Care at Home Packages: EACH)', '확장 치매노인 재가서비스 패키지(Extended Aged Care at Home Packages Dementia: EACH D)'의 네 가지가 있다.

이러한 서비스에는 노인복지평가팀(Aged Care Assessment Team: ACAT)의 평가절차가 필요하다. 병원이나 지역사회의 의사, 간호사, 사회복지사 또는 보건전문가들로 구성되어 서비스 신청인의 상황을 확인하고 서비스의 필요도를 평가하여 알려 준다.

일본에서의 '커뮤니티 케어'

서구 국가들은 상황이 너무 달라서 그냥 참고가 될 수는 있어도, 우리의 현실 개선에 직접 도움이 되는 데는 한계가 있다. 반면에, 법적이나 정치적, 문화적 여건이 상대적으로 닮았으면서도 우리보다 수십 년 앞서 인구 고령화의 길을 가고 있는 일본은 사회정책 분야에서 더없이 소중한 경험을 우리에게 제공해왔다. 본서를 편집하여 번역한 것도 이러한 취지에서다.

일본에서도 최근 들어 '지역의료구상', '지역포괄케어', '지역공생사회' 등이 부각되어 강조되고 있다. 저자 니키 교수도 설명하고 있듯이, '지역'이 지칭하는 범위와 지향하는 강조점은 각각 차이가 있지만, 개인 개인이 삶을 유지하는 '지역'이 모든 보건·의료·복지서비스의 중심에 있어야 한다는 점은 같다.

일본은 한국보다는 더 지역의 뿌리가 강하다. 어느 지역이든지 전통을 지키는 고유의 마쓰리(축제)가 연중 계속된다. 지역을 중심으로 한 복지 활동은 오래 전부터 뿌리를 내리고 있다. 중앙집중적으로 발전을 도모해온 우리에게 일본의 경험과 실천이 과연 어느 측면에서 어느 정도 참고가 될지에 대한 판단에는 면밀한 검토와 상상력이 필요하다.

우선 일본에서 진행되고 있는 '커뮤니티 케어'의 실상을 파악할 필요가 있다. '지역포괄케어'가 어디서 시작되어서 어떻게 전개되어 왔으며, 정부와 민간의 역할은 어떠한지, 그리고 이와 관련된 보건의료기관과 복지시설은 어떤 상황에 있는지 등등.

본서의 저자 니키류 교수는 이러한 정보를 제공해주기에 최적의 학자다. 우선 그의 학문에 대한 열정과 부지런함은 자타가 공인한다. 그의 방대한 저술활동은 우리에게 일본의 경험을 자세히 전달하고 있다. 사안을 객관적으로 보려는 자세를 견지하고, '대안 있는 비판'을 계속한다. 독자들에게는 이 책이 그냥 쉽게 읽히지 않을지도 모른다. 현상을 단순히 기술하여 전달하기보다는 사안의 심층을 파헤치고 있기 때문이다.

그리고 원저서의 대상은 일본의 보건의료복지의 전문가나 종사자이지 일본의 제도를 잘 모르는 외국인이 아니었기 때문에 일본의 제도에 대한 기본 지식이 없이는 이해하기 어려운 부분도 있을 것이다.

이 점을 보충하기 위해서 지역포괄케어에 대한 후생노동성의 설명을 〈부록〉으로 추가했다. 이 편역서는 니키류 교수의 복수의 저서와 논문 중에서 '일본의 커뮤니티 케어'라는 주제를 이해하기 위해 필요한 것을 뽑아 재배열했다. 모두 6장, 〈부록〉으로 구성했다. 각 장의 내용은 저자인 니키 교수가 '저자 서문'에서 친절히 요약을 하고 있어 여기서는 설명하지 않는다.

시간을 내서 편집, 번역을 한 입장에서, 아무쪼록 이 책이 한국의 '커뮤니티 케어'의 구상과 실현에 참고가 되기를 기대한다.

2018년 11월
원주 매지리의 연구실에서
정형선(연세대학교 교수)

한국판의 발간에 부쳐서

　본서에는 제가 일본에서 2015년에 출판한 『지역포괄케어와 지역의료구상』과 2017년에 출판한 『지역포괄케어와 복지개혁』, 그리고 그 이후에 발표한 최신 논문에서 앞으로 한국이 추진하려고 하는 '커뮤니티 케어'와 의료·복지개혁에 참고가 될 것으로 판단되는 논문이 수록되어 있습니다. 서장과 본문 6장, 〈부록〉으로 구성됩니다.

　서장 '지역포괄케어와 지역의료구상'에서는 일본 보건의료제도 개혁의 2가지 축인 '지역포괄케어시스템'과 '지역의료구상'의 '사실과 논점'을 포괄적으로 제시합니다. 서장만이 아니고 본서 전체에서 제일 강조한 것은 '지역포괄케어시스템'의 실상은 국가(후생노동성)가 청사진을 제시하고 의료기관과 지자체가 따르는 '시스템'이 아니라, 각각의 지역에서 관련 당사자가 자주적으로 추진하는 '네트워크'인 점입니다.

　이와는 달리, '지역의료구상'은 후생노동성이 '가이드라인'을 제시하고, 각 도도부현이 실제적인 추진 단계에서 의료기관 등과 서로 '자주적으로 협의'하여 진행하게 되어있습니다. 지역포괄케어가 의료·복지 비용을 절감시켜주지는 않고, 후생노동성도 그러한 주장을 하고 있지 않다는 의외의 사실도 언급합니다.

　제1장 '저출산 · 초고령 사회를 보는 새로운 시각'에서는, 향후 의료 · 사회보장 개혁을 냉정하게 꿰뚫어 보기 위한 전제로서, 일본이 직면하고 있는 초고령 · 저출산 사회에 대한 저의 3가지의 사실 인식과 '객관에 근거한' 장래 예측을 기술하여, 일본에서 광범위하게 퍼져 있는 '고령사회 위기론'이 일면적임을 보여줍니다. ① 향후 인구고령화가 진행되어도 사회의 부양부담은 증가하지 않는 점, ② 일본의 노동생산성 증가율은 낮지 않고, 앞으로도 1인당 GDP가 매년 1% 성장하면 초고령 · 저출산 사회는 지속가능한 점, ③ 일본의 (GDP 대비)의료비는 2015년에 OECD 가입국 중 3위가 되었지만(더 최근인 2017년에는 6위), 가입국의 고령화율 차이를 보정하면, 일본은 '고의료비 국가'라고 할 수 없는 점.

　제2장 '지역포괄케어시스템의 성립'에서는, 일본에서의 지역포괄케어의 실천과 정책의 역사적 발전을 보여줍니다. 제가 제2장에서 강조하고 싶은 것은 2가지입니다. 첫째, 지역포괄케어의 실천은 일찍이 1970년대부터 민간 레벨에서 시작되었는데, 그 '원류'에는 '보건 · 의료계열'과 '(지역)복지계열'의 2가지가 있고, 이들은 각각 별도로 발전해 왔기 때문에, 양자의 '통합'은 극히 일부의 지역을 제외하고 아직 실현되어 있지 않다는 점. 둘째, 후생노동성이 지역포괄케어시스템을 공식적으로 제기한 것은 2003년이지만, 본격적인 정책으로 전개하기 시작한 것은 2009년 이후이고, 또한 당초에는 개호가 중심이었고, 의료는 진료소에 한정되어 있었다는 점입니다. 다만, 후생노동성은 2013년 이

후에 지역포괄케어에 지역밀착형의 병원(대체로 200병상 미만)도 포함하도록 하였습니다.

제3장 '지역포괄케어의 전개'에서는, 지역포괄케어의 이념·정책의 발전에 기여해 온「지역포괄케어연구회 보고서」(각 년판), 그리고 지역포괄케어의 복지 분야로의 확대를 제안한 후생노동성 프로젝트팀의「신복지 비전」(2015년 9월)을 검토합니다. 유감스럽게도, 지역포괄케어시스템의 법적 대상은 현재도 고령자에 한정되어 있지만, 일부의 선진적 지자체와 민간조직은 '전체 연령'을 대상으로 한 지역포괄케어·지역포괄지원체계를 실천하기 시작하고 있습니다.

제4장 '의료개혁의 전개: 지역의료구상'에서는 지역의료구상을 둘러싼 논점을 제시합니다. 여기에서는 지역의료구상과 지역포괄케어가 동격·일체인 점, 그리고 후생노동성이 목표로 하는 '필요병상 수'의 삭감이 어렵다고 제가 판단하고 있는 이유를 기술합니다.

제5장 '복지개혁의 전개: 지역공생사회'에서는 '지역포괄케어시스템'의 '상위 개념'으로 여겨지는 '지역공생사회', 그리고 이 개념을 처음으로 제시한 내각 결정「일본 1억 총활약 플랜」(2016년 6월)과 이 개념을 구체화하기 위한「지역력강화검토회 보고」(2017년 9월)를 양면적(複眼的)으로 검토합니다.

제6장 '지역포괄케어와 지역공생사회의 성공적 정착을 위해'에서는 성공을 위한 해결의 열쇠를 쥔 의료와 복지의 연계, 소셜워커와 의료관계자의 역할에 대한 저의 견해를 제시합니다.

마지막인 제7장 '후생노동성이 설명하는 지역포괄케어시스템'에서는 지역포괄지원센터의 추진 배경과 사례에 대해 다뤘습니다.

본서는 정형선 연세대학교 보건과학대학 보건행정학과 교수에 의해서 편집·번역되는 저의 2번째의 책입니다. 첫 편역서인 『일본의 개호보험과 보건의료복지복합체』(청년의사, 2006)의 역자 서문에서 정형선 교수는 다음과 같이 썼습니다.

"의료보험의 도입 과정에서도 그랬지만, 장기요양보험제도를 도입하기 위한 논의과정에서도, 수백, 수천억 원의 연구비를 들여서도 구할 수 없는 중요한 정보를 일본은 제공해주고 있다. 이러한 사회적 실험은 아무리 돈을 들여서 하려고 해도 할 수 없다. 법률 체계나 사회문화적 환경이 상대적으로 우리와 비슷한 일본에서 이루어지는 과정이기 때문에 잘한 정책, 못한 정책, 좋은 결과, 나쁜 결과 구분 없이 하나하나가 모두 참고가 된다. 그리고 일본인들의 철저한 기록문화, 세심한 성격 등은 풍부한 정보를 제공해 준다."

본서가 이전의 편역서와 마찬가지로 한국이 자국의 역사와 문화에 뿌리를 둔 '커뮤니티 케어'를 실현하기 위한 참고가 될 것을 기대합니다. 마지막으로 정형선 교수와 번역팀 여러분 모두 매우 바쁘신 데에도 불구하고, 저의 연구를 한국의 독자가 읽을 수 있도록 번역의 노력을 해주신 점에 대해 진심으로 감사드립니다.

2018년 11월

니키류(일본복지대학 상담역·명예교수)

CONTENTS

지역포괄케어와
지역의료구상

| 서장 |

지역포괄케어와 지역의료구상[1)]

　현재 일본의 보건의료제공체계 개혁의 중심은 '지역포괄케어시스템'과 '지역의료구상'이다. 그동안 이러한 개혁의 공식적인 목표연도는 1948년 전후에 태어난 소위 단카이세대(일본의 베이비 붐 세대: 1947~49년생) 전원이 75세 이상의 후기고령자가 되는 2025년이었는데, 후생노동성은 이를 일본의 사망자 수가 최대가 되는 2040년으로 서서히 바꾸어 가고 있다.

　일본에서는 과거 10년 동안 2번의 정권교체가 있었지만, 의료제공체계 개혁의 큰 틀은 변하지 않고 계속되고 있다. 2012년 이후 계속되고 있는 아베 신조(安倍晋三) 내각은 그 이전의 내각에 비해 매우 엄격한 의료비 및 사회보장비 억제정책을 펼치고 있다. 여기서는 지역포괄케어시스템과 지역의료구상에 대한 '사실'과 '논점'을 구별하여 의료경제학 및 정책학의 관점에서 기술한다.

---

1) 역주: 가장 최근의 글인 「니키 교수의 의료시평」(『문화련정보』 2018년 9월호)을 옮긴 것으로, 이는 필자가 2018년 3월 23일에 한국보건의료연구원(NECA)의 연차총회에서 강연한 자료를 업데이트 보완한 것이기도 하다. 이 글은 일본의 지역포괄케어와 지역의료구상에 관한 필자 니키류(二木立) 교수의 최근의 역작([1] [2] [3])을 재정리하는데 그치지 않고, 발간 이후 최근까지의 변화도 잘 반영하고 있다. 따라서 이 책 전체를 읽기 어려운 독자들은 이 서장만을 숙독해도 전체의 주된 내용을 어느 정도

제1절 지역포괄케어시스템의 '사실'과 '논점'

1. '사실' 3가지

첫째, 지역포괄케어시스템에 대한 법적 정의는 2013년의 〈사회보장개혁프로그램법〉과 2014년의 〈의료개호 종합확보추진법〉에서 처음 제시되었다. '지역의 실정에 따라, 고령자가, 가능한 한 정든 지역에서, 가진 능력에 따라 자립적인 일상생활을 영위할 수 있도록, 의료·개호, 개호예방, 주거 및 자립적인 일상생활의 지원이 포괄적으로 확보되는 체계'이다.

이처럼 지역포괄케어시스템은 법적으로는 ① 의료, ② 개호, ③ 개호예방, ④ 주거, ⑤ 자립적인 일상생활의 지원이라는 5개의 구성요소로 되어 있다. 이러한 법적 정의에는 나와 있지 않지만, 지역포괄케어시스템에서 상정하는 '지역'은 후술하는 '지역의료구상'에서 상정하는 '지역'보다 훨씬 크기가 작다는 사실을 놓쳐서는 안 된다. 구체적으로 말하자면, 지역포괄케어시스템의 지역은 '일상생활권역'을 지칭하는데, 전국에 약 1만 개 있는 중학교 구역과 거의 같고, 인구 약 1만 명 정도를 대상으로 한다.[2]

둘째, 지역포괄케어시스템이 2003년에 처음 공식적으로 거론되었을 때에는 '개호(보험)'를 중심으로 한 개념이었다. 이때만 해도 지역포

파악할 수 있을 것이다. 본문에는 이 서장의 내용이 주제별로 더 자세히 다뤄지고 있어서 일부 내용은 반복되고 있는 느낌을 줄 수도 있을 것이다.

2) 역주: 뒤에 바로 설명이 될 것이지만, 지역의료구상은 일본 전국에 약 3백 개 정도인 '제2차 의료권'을 단위로 하고, 평균 약 40만 명의 대상 인구를 가진다.

괄케어시스템에 포함되는 의료는 진료소 의료와 재택 의료에 한정되어 있었고 병원은 포함되어 있지 않았다. 그 후 지역포괄케어시스템의 범위는 조금씩 확대되어 2013년경부터는 중소병원도 포함하게 되었다. 지역포괄케어시스템에 참여하는 병원의 범위는 법적으로 정해져 있지는 않지만, 통상적으로 200병상 미만의 중소병원으로 상정되어 있다. 다만, 일부 지역에서는 대형병원이나 대학병원도 적극적으로 참여하고 있다. 그러한 대학병원으로는 아이치현(愛知県)에 있는 후지타(藤田)보건위생대학이 대표적이다.

셋째, 아베 정권은 2017년부터는 기존의 고령자 중심의 사회보장제도를 '전(全)세대형'으로 개혁할 것을 표명하고 있다. 하지만 아직 개호보험법에서는 지역포괄케어시스템의 법적 대상을 원칙적으로 65세 이상의 고령자로 한정하고 있다.

2. '논점' 4가지

첫째, 지역포괄케어시스템의 실제 모습은 전국 일률적으로 시행되는 '시스템'이 아니라, 각 지역에서 자주적으로 이루어지는 '네트워크'다. 따라서 지역포괄케어시스템의 구체적인 모습은 각 지역의 실정이나 역사적 배경에 따라 다르다. 후생노동성도 최근에는 이것을 공식적으로 인정하고 있다.3) 그러므로 필자는 '지역포괄케어시스템'보다는 '지역포괄케어'라는 용어를 선호한다.

지역포괄케어가 네트워크라는 것과 관련해서 2가지가 중요하다. 하

---

3) 예를 들면 『2016년판 후생노동백서』는 201쪽에서 '지역포괄케어시스템이란 〈지역에서 생활하기 위한 지원의 포괄화, 지역연계, 네트워크 만들기〉와 다름없다'라고 하고 있다.

나는 지역포괄케어에서 전국 공통·일률적인 중심은 없다는 점이다. 이를 가장 분명히 말한 것은 하라카츠노리(原勝則) 노건국장(당시)이다. '〈지역포괄케어는 이렇게 하면 좋다〉라는 것이 있는 것이 아니라, 지역의 일을 가장 잘 아는 시구정촌(市區町村)이 지역의 자주성이나 주체성, 특성에 근거해 만들어 갈 필요가 있다. 의료·개호·생활지원 각각의 요소가 필요한 것은 어느 지역이나 마찬가지겠지만, 누가 중심을 담당하는지, 어떠한 연계체계를 도모하는지 하는 것은 지역에 따라 다를 수 있다(『주간사회보장』 2717호 : 22쪽, 2013).'

또 하나는 지역포괄케어를 추진하기 위해서는 의료와 복지의 경계를 넘어 여러 직종이 연계하는 것(다직종 연계)이 불가피하다는 점이다. 2018년 6월의 내각회의에서 결정된 「미래투자전략 2018」은 '차세대 헬스케어·시스템의 구축' 항목에서 보험 외(外) 서비스의 확대와 다직종 연계라는 키워드를 제시하고 있다. 이것은 산업진흥이라는 관점에서 헬스케어시스템을 생각할 때 다직종 연계가 필요한 점을 시사하는 바로 다직종 연계에 대한 새로운 시각으로 주목된다.

둘째, 지역포괄케어는 표면적으로는 전국의 모든 지역을 대상으로 하고 있지만, 실제적으로는 향후 고령 인구가 급증하는 도시지역, 특히 도쿄도를 중심으로 하는 수도권이 주된 대상 지역이다. 그렇다고 지방 차별을 얘기하는 것은 결코 아니다. 일본에서는 이미 인구고령화가 한참 진행되어서 지방은 대부분 인구고령화가 완만해지고 일부 지역에서는 고령인구가 줄고 인구당 병원 수나 고령자 입소시설 수는 많다. 이에 비해서 도시지역은 현재도 인구당 병원 수나 고령자의 입소시설 수가 부족하다. 앞으로도 고령인구가 급증한다고 병원이나 시설을 많이 늘리기 어려우므로, 도시지역에서는 재택 중심의 지역포괄케어로 대응할 필요가 더 크다.

셋째, 앞에서 언급한 바와 같이 지역포괄케어는 법적으로는 65세 이상의 고령자를 대상으로 하고 있지만, 후생노동성의 사회원호국(복지부서)이나 노건국 관계의 검토회(지역포괄케어연구회: 다나카시게루(田中滋) 단장)는 대상을 '전세대·전대상형'으로 확대할 것을 제창하고 있다. 사회보장심의회 장애인부회도 '정신장애에도 대처하는 지역포괄케어시스템의 구축'에 대해서 논의했다. 실제로 이는 2018년도부터 시작되는 제5기 장애인복지계획·제1기 장애아동복지계획의 기본방침에도 포함되었다.

지역포괄케어의 대상·범위에 대해서는 후생노동성 내에도 미묘한 의견의 차이가 있다. 필자는 지역포괄케어의 대상 확대는 타당하다고 생각한다. 현실적으로도 일부의 앞서가는 지자체나 지역에서는 대상을 고령자에 한정하지 않는 독자적인 대응을 하고 있다. 예를 들면 일본복지대학이 있는 아이치현 치타반도(知多半島)에서는 유력한 NPO법인이 '0세부터 100세까지의 지역포괄케어시스템'을 실천하고 있다.

넷째, 후생노동성은 지역포괄케어를 확대하여 환자를 병원에서 '재택의료 등'으로 이전하는 것을 목표로 하고 있지만, 지역포괄케어를 확대한다고 해서 좁은 의미의 '자택(my home)'에서의 사망비율이 증가한다든가, 이에 따라 비용을 억제할 수 있다고는 전망하지 않는다. 후생노동성은 이전에는 자택 사망비율의 증가를 억제하는 것을 내세웠지만, 2012년 이후에는 대신 '거택생활의 임계점(臨界點)을 높이는'[4] 것으로 목표로 바꾸었다.[5]

여기서 주의할 것은 후생노동성이 사용하고 있는 '재택의료 등'에는 ① 좁은 의미에서의 자택(my home)뿐만 아니라, ② 공식적인 고령자시설(개호보험법에 규정된 특별양호노인홈, 노인보건시설, 개호요양병상의 3시설), ③ 비공식적인 고령자시설(법적으로는 '주택'이라고 되어 있지만, 실질적으로는 시설이라고 할 수 있는 유료노인홈이나 서비스제공고령자용주택 등)도 포함된다는 점이다. 이에 비해서 일본어의 일상용어에서는 '재택'과 '자택'은 같은 의미로 사용되고 있으므로, 후생노동성의 이러한 독특한 용어 사용은 다양한 혼란을 가져오고 있다.[5) 6)]

---

4) 역주: '거택생활의 임계점을 높인다'는 것도 '가능한 한 시설이나 병원으로의 이전을 늦추고 〈거택생활〉을 지속하도록 한다'는 의미이다.

5) 이에 대한 첫 언급은 민주당 정권 시절인 2012년 2월의 내각회의 결정 「사회보장 · 조세 일체 개혁 대강」에서 있었다.

6) 후생노동성은, 2017년 4월에 당시 시오자키야스히사(塩崎泰久) 후생노동대신의 지시로 '재택의료 등'을 '개호시설 · 재택의료 등'이라는 용어로 변경하기도 했다. 다만, 후생노동성은 이러한 변경을 제대로 홍보하지 않아서 일반적으로는 이것이 거의 알려지지 않았고, 유감스럽게도 시오자키 후생노동대신 퇴임 후에는 이 새로운 용어는 거의 사용되지 않게 된 것 같다.

제2절 지역의료구상을 둘러싼 '사실'과 '논점'

1. '사실' 5가지

첫째, 지역의료구상은 의료계획의 일부다. 의료계획에 대한 법적 정의는 2014년의 〈의료개호 종합확보추진법〉과 개정 〈의료법〉에 다음과 같이 되어있다. '도도부현은 기본방침에 입각하여, 지역의 실정에 따라 〈해당 도도부현에서의 의료제공체계 확보를 도모하기 위한 계획(의료계획)〉을 정하도록 한다.'

둘째, 지역의료구상의 공식 목표는 제2차 의료권을 지역의료구상 구역으로 하여 4개 종류의 병상(고도급성기, 급성기, 회복기, 만성기)별로 2025년의 '필요병상 수'와 '개호시설 및 재택을 포함한 재택의료 등'을 정하고 이를 이루어내는 것이다. 제2차 의료권은 전국에 약 300개 있는데 평균 인구는 약 40만 명이다. 지역의료구상의 지역은 앞에서 언급한 지역포괄케어의 지역보다 훨씬 넓은 것이다.

여기서 주의할 것은 지역의료구상은 전국의 47개 도도부현이 객관적 데이터에 근거하여 도도부현의 행정, 의사회, 병원단체 등의 합의를 통해 작성하여 실현하는 것을 목표로 하게 되어있다는 점이다. 후생노동성이나 도도부현이 일방적으로 작성·실시하는 것은 아니다. 2017년 3월에는 각 도도부현의 지역의료구상이 모두 작성되었는데, 그중에는 의사회나 병원단체가 주도가 되어 작성된 것이 적지 않고, 극히 일부의 현(縣)의 경우는 현이 주도해서 작성한 것으로 보인다.

셋째, 지역의료구상은 '병원완결형 의료에서 지역완결형 의료로의 전환'과 '경쟁에서 협조로의 전환'이라는 2가지의 전환을 목표로 하고

지역포괄케어와 지역공생사회 의료와 개호커뮤니티케어

있다. 이것은 2013년에 발표된 「사회보장제도개혁국민회의 보고서」에서 처음으로 제기되었다. 일본은 민간병원 중심이기 때문에 병원 간에 치열한 경쟁을 하고 있다. 따라서 이러한 2가지의 전환은 획기적인 변화를 의미한다.

넷째, 후생노동성은 2025년의 '필요병상 수'가 전국에 115~119만 병상이 될 것으로 전망했고, 이는 2013년의 병상 수인 135만 병상보다 16~20만 병상이 적다. 2017년 3월까지 작성된 전체 도도부현의 지역의료구상을 보면, 필요병상 수가 감소하는 폭은 지역마다 큰 차이가 있지만, 향후 고령자가 급증하는 수도권에서는 오히려 증가할 것으로 전망된다. 예를 들면, 도쿄도에서는 지금의 병상 수로는 2025년에 8,000병상이 부족해서, 그만큼이 증가할 필요가 있는 것으로 계획되어 있다.

다섯째, 지역의료구상을 추진하는 수단의 하나로, 2017년 4월에 지역의료연계추진법인 제도가 시작되었다. 실제로 이 제도는 아베 총리가 2014년 1월의 다보스 회의에서 '일본에도, (미국의) 메이요 · 클리닉(Mayo Clinic)과 같은 지주회사(holding company) 형태의 대규모 의료법인이 생겨야 한다'라고 발언한 것이 계기가 되어 시작되었다고 한다.

정확히 말하면 지주회사형 법인의 출발점은 2013년 8월에 발표된 「사회보장제도개혁국민회의 보고서」가 '지역에서의 의료 · 개호서비스의 네트워크화'를 도모하는 하나의 수단으로서 비영리 '지주회사'를 제기한 때이다. 이 경우는 당연히 대규모의 기관을 전제로 하지는 않았다. 그러나 그것과는 별도로 수상 직속인 산업경쟁력회의는 2013년 12월에 '미국의 IHN(Integrated Healthcare Network)과 같은 규모를 가지고, 의료 혁신 및 국제적 전개를 담당하는 시설이나 연구기관'을 포함한 '대규모 지주회사'(대형사업체)의 창설을 제안했다. 아베 총리의 발언은 이 제안에 따른 것이다. 그러나 후생노동성이나 일본의사회는 이러한 '대형 의료사업체'의 제도화에 강력하게 저항했고, 결국은 지역포괄케어와 지역의료구상을 진행시키는 것을 목적으로 한, 사업 범위를 원칙적으로 '지역의료구상 구역'으로 제한한, '지역의료연계추진법인'이 제도화된 것이다.

2. '논점' 6가지

첫째, 지역의료구상은 지역포괄케어와 일체(一體)적으로 검토할 필요가 있다는 생각이다. 그 이유는 다음과 같다. ① 지역의료구상과 지역포괄케어는 사회보장개혁프로그램법 등의 법률에서 동격으로 포함되어 있다. ② 지역의료구상에서의 '필요병상 수' 감소는 향후 지역포괄케어를 구축해서 현재의 입원환자 중 약 30만 명을 재택의료 등(정확하게는 개호시설·재택의료 등)으로 이행시키는 것이 대전제로 되어있다. ③ 대학병원이나 대형병원 등을 제외한 대부분의 병원은 지역의 니즈에 부응하기 위해서도, 경영을 유지·발전시키기 위해서도, 지역의료구상뿐만 아니라 지역포괄케어에도 적극적으로 관여할 필요가 있다.

둘째, 지역의료구상의 이행을 둘러싸고 도도부현 레벨에서 지자체와 의료계 사이에 격렬한 줄다리기가 벌어지고 있는데, 전국적으로 보면 도도부현 지사가 강제적으로 병상 삭감을 하기는 어려울 것으로 보인다. 이유는 ① 도도부현은 역사적으로 도도부현 설립 병원 외에는 의료시설의 운영을 좌우할 능력이 충분하지 않다는 점, ② 수많은 도도부현에서 의료제공체계 개혁과 관련된 일본의사회 쪽의 정치력이 세다는 점이다. 다만, 극히 일부의 현에서는 현이 주도해서 상당히 무리한 병상삭감 계획을 세운 것으로 보인다.

셋째, 지역의료구상을 추진해도 필요병상 수를 대폭 줄이기는 어렵고, 2025년의 병상 수는 현재의 정도가 될 것으로 필자는 예측한다. 다만, 이 예측은 현재 상태를 추인하는 것이 아니다. 2025년의 병상 수가 현재와 같다고 하는 것은 실질적으로는 17만 병상의 삭감을 의미한다. 일본에서는 향후 고령인구가 급증하고, 이에 따라 입원 니즈도 급증한다. 후생노동성도 기능분화를 하지 않는 채로 고령화를 적용했을 경우, 즉 '현상투영(現狀投影) 시나리오'에서 2025년의 필요병상 수는 152만 병상이 되어서 현재의 135만 병상보다 17만 병상이 많아질 것으로 공식적으로 추계하고 있다. 즉 2025년에도 현재 상태 정도의 병상 수를 유지한다는 것은 실질적으로는 17만 병상이 감소함을 의미한다.

넷째, 필자는 후생노동성이 병상을 무리하게 삭감하는 정책을 펼 필요는 없다고 주장한다. 17만 병상의 실질적인 삭감은 충분히 가능하기 때문이다. 이러한 판단은 다음과 같은 4가지 이유에 근거한다. ① 전국적으로나 전체 도도부현에서나 2025년까지 고령인구는 증가하지만, 벌써 인구감소가 시작되고 있는 일부 지역에서는 2025년까지 고령인구도 감소하고, 이에 따라 고령자의 입원 니즈도 감소하기 때문에 필요병상 수도 감소한다. ② 2018년의 개호보험법 개정으로 2019년도부터 '개호요양병상'과 간호·개호 체계가 약한 '의료요양병상'의 대부분이 (법적으로는 둘 다 병원임. 합계 약 13만 병상) '개호의료원'(법률상은 병원이 아니라, 의료제공시설임)으로 이행한다. 개호의료원에서 제공되는 서비스 내용은 현재의 개호요양병상과 거의 같지만, 이러한 이행(실질적으로는 병원에 대한 정의(定義)의 변경)에 의해 최대 10만 병상이 줄어들 것으로 전망된다. ③ 2014년의 의료개호 종합확보추진법에서 공립병원을 중심으로 한 휴면 병상(병상허가는 받았지만, 장기간 가동하고 있지 않은 병상)의 반납이 의무화되었다. 휴면 병상은 현재 약 9만 병상이나 있는 것으로 추산된다. ④ 일본에서는 1990년대 이후에 입원율의 감소와 재원일수의 감소가 계속되고 있는데, 이 추세는 앞으로도, 감소 속도가 다소 저하할지는 몰라도, 계속될 것이다.

다섯째, 고도급성기병상의 감소는 불가피하지만, 급성기의 필요병상 수는 향후의 고령인구가 증가한다고 해서 감소하지 않는다. 따라서 지역의료구상을 추진한다고 해서 의료비가 감소하기는 어렵다. 필자가 수구파이거나 현상 인정파라서 그런 것이 아니다. 병상의 완만한 기능분화와 재택케어의 추진은 필요하고, 고도급성기병상의 집약화와 삭감도 필요하다. 특히 대학병원의 전체 병상을 일률적으로 고도급성기병상으로 보는 것은 비현실적이다. 그러나 지역의료구상을 추진한다고 해서 의료비나 개호비가 억제되기는 어렵다고 생각하는 것이다. 그 가장 큰 이유는 일본 고령자의 건강은 세계에서도 최고 수준이고 향후 고령자가 급증함에 따라 급성기의료에 대한 니즈도 증가하기 때문이다.

일부의 의료 · 복지 관계자는 향후 고령자의료 특히 75세 이상의 후기고령자를 대상으로 한 의료에서는 큐어(cure)에서 케어(care)로의 전환이 필요하다고 주장하고 있다. 그러나 원래 건강했던 고령자가 뇌졸중이나 심근경색 등의 급성질환이 발병해서 병원에 입원했을 경우, 우선 필요한 것은 '큐어'이고 급성기치료이며, 이를 하지 않고 처음부터 '케어'만을 제공하는 것은 고령자나 가족의 희망에 반할 뿐만 아니라 사회적으로 전혀 허용되지 않는다. 앞에서 기술한 2013년의 「사회보장제도개혁국민회의 보고서」도 '치료하는 의료'에서 '치료·지지하는 의료'(지지(만)하는 의료가 아님)로의 전환을 제창하고 있다. 이러한 새로운 개념은 후생노동성의 의료제공체계 개혁문서에서 공식적으로 채택되어 있다.

여섯째, '지역의료연계추진법인'은 일부 지역을 제외하고 거의 보급되지 않으리라고 예측한다. 지역의료연계추진법인은 앞으로의 지역의료 재편의 비장의 카드요 주역인 것으로 선전되기도 했지만, 2017년 4월 현재 4개의 법인만이 발족하였다. 그때는 아직 도도부현의 사무처리가 제대로 되지 않았기 때문이라고 했지만, 2018년 4월에도 6개 법인에 머물러 있다.

지역의료연계추진법인과 관련해서 특기할 사항은 후생노동성이 그 확산에 상당히 유보적이라는 점이다. 의료법이나 개호보험법 등의 개정에서 새로운 시설이 만들어지면, 후생노동성은 적어도 초기에는 그 확산을 장려하고 진료수가·개호수가에서도 우대했다. 노인보건시설, 요양병상, 지역의료지원병원 등이 그러했다. 이에 반해 지역의료연계추진법인에 대해서 후생노동성은 일관되게 '지역의료연계추진법인은 지역의료구상 추진을 위한 선택사항의 하나'임을 말하고 있다. 2017년 11월에 열린 제16회 일본의료경영학회 학술집회의 심포지엄에서도 후생노동성 담당자는 '행정이 지역의료연계추진법인을 강력하게 추진한

적은 없다', '행정은 중립적이다', '(진료수가로 유도하는 등의)유인책은 전혀 없다'라고 분명히 했다. 2018년도의 진료수가 개정에서도 지역의료연계추진법인을 우대하는 점수는 전혀 설정되지 않았다. 필자는 후생노동성의 이러한 판단이 타당하다고 생각하고 있다.

필자는 일본에서도 지역의료구상의 실시과정에서 병상 구분의 명확화 작업이 10년 단위로 서서히 진행되고, 이에 대응해서 병원의 재편이 진행될 것으로 예측한다. 다만, 그 주역은 지역의료연계추진법인이 아니라 대규모병원 그룹·복합체 주도의 병원 인수합병인 것으로 판단하고 있다.

이것은 필자의 객관적 장래예측이며, 필자의 가치 판단이 아니다. 후생노동성이나 일본의사회가 강조하고 있듯이 앞으로 병원의 기능분화와 연계는 각 도도부현의 '지역의료구상 조정회의'에서 자주적으로 논의·조정되어야 한다는 생각이다. 이와 관련해서 앞서 언급한 2013년의 「사회보장제도개혁국민회의 보고서」가 제시한 판단이 적절한 것으로 보인다. 동 보고서는 유럽국가의 병원제도에 비해 일본 병원제도가 민간병원이 주체가 된 '규제 완화된 시장의존형'의 특징을 가짐을 지적하고, 앞으로의 개혁은 시장의 힘도 아니고 정부의 힘도 아닌 '데이터에 의한 제어 기구로 의료니즈와 제공체계의 매칭을 도모하는 시스템의 확립'이어야 함을 제안했다.

동 보고서는 이와 동시에 '의료전문직 집단의 자기 규율'을 강조하고 있다. 이것은 미국의 고명한 의료경제학자 훅스(Victor R. Fuchs) 교수가 제창하고 있는 의료제도 개혁의 '제3의 길'이기도 하다.

저출산 · 초고령 사회를
보는 새로운 시각

저출산 · 초고령 사회를 보는 새로운 시각

제1장에서는 향후의 저출산 · 초고령 사회에 관하여 다음의 3가지 사실을 확인한 뒤, 객관적으로 미래를 예측해 보겠다. ① 앞으로 인구고령화가 진행되어도 사회의 부양부담은 증가하지 않는다. ② 일본의 노동 생산성 증가율은 낮지 않고 1인당 GDP가 매년 1% 성장하면 앞으로도 저출산 · 초고령 사회는 유지될 수 있다. ③ 일본의 (GDP 대비)의료비는 최근 OECD 가입국 중에서 3위에 있지만, 가입국의 고령화율을 보정해서 보면 일본은 '고의료비 국가'라고 할 수 없다. 의료 · 복지 관계자를 포함하여 국민 사이에 널리 퍼져 있는 미래에 대한 비관론은 단견으로 보인다. 이러한 관점이 본고가 향후의 의료 · 복지보장개혁을 긴 안목에서 냉정하게 판단하기 위한 전제가 될 것이다. 마지막으로 의료 · 사회보장비의 재원 확보에 관한 사견(주 재원은 보험료, 보조인 재원은 소비세 등의 조세)을 제시할 것이다.

후생노동성 의료 · 사회보장개혁의 목표연도는 2025년에서 2035년 ~2040년으로 최근 바뀌었다. 민주당 정권 시대에 정리되었고, 제2차 아베 정권도 초기에는 추진하였던 '사회보장 · 조세 일체 개혁'의 목표연도는 2025년이었다. 그 뒤 2015년 6월 후생노동대신의 사적 간담회

에서 「보건의료 2035년 제언서」가 정리되었고, 2016년 5월의 「지역포괄케어연구회 2015년도 보고서」는 '2040년을 향한 지역포괄케어시스템의 전망'을 제시했다. 2016년 8월에 발표된 후생노동성 〈우리 일 · 다 함께(我が事 · 丸ごと) 지역공생사회 실현본부〉의 자료집 「지역포괄케어의 심화 · 지역공생사회의 실현」에서는 '2035년의 보건의료시스템 구축을 향해'가 보고되었다.

2025년은 '단카이 세대' 전원이 후기고령자(75세 이상)가 되는 해이다. 그러나 일본의 인구 저출산과 고령화는 앞으로도 계속되어, 2035년에는 2차 베이비붐 세대가 65세에 도달하기 시작하고, 2040년에는 그들 모두가 65세 이상이 되며, 사망자 수도 정점에 이를 것으로 추계된다. 따라서 목표연도의 연장 자체는 의미가 있는 것으로 생각된다. 다만, 20년(이상) 이후의 먼 미래를 예측하여 개별 정책을 입안하는 것은 불가능하므로, 현실적으로는 2035년~2040년을 전망하면서 '사회보장 · 조세 일체개혁'을 통해 10년 정도 이후를 목표연도로 하여 착실히 의료 · 사회보장개혁을 해나가는 것이 타당하다고 생각한다.

제1절 사회의 부양 부담은 계속 커질까?

향후의 저출산 · 초고령사회를 생각할 때에 가장 강조하고 싶은 것은 사회의 부양부담은 현재도, 2025년에도, 2040년에도 거의 변하지 않는다는 것이다. 사회 부양부담의 지표로 일반적으로는 '65세 이상 인구÷20~64세 인구'가 사용되는데, 앞으로 이 비율이 1대1이 된다는

'고령사회 위기론'이 퍼져 있다.

노다요시히코(野田佳彦) 전 수상의 2012년 1월 시정방침연설에서 나온 다음과 같은 언급이 전형적이다. '많은 현역세대가 1명의 고령자를 지원하던 〈헹가래형〉의 인구구조는, 현재 3명이 1명을 지원하는 〈기마전형〉이 되었고, 결국 1명이 1명을 지원하는 〈목말형〉으로 변해갈 것이 확실합니다. 지금 이 상태로는 미래 세대가 그 부담을 견딜 수 없습니다.' 2016년에 발표된 『2016년판 후생노동백서』에서도 다음과 같이 기술하고 있다. '1950년에는 65세 이상 고령자 1명을 10명의 20~60세 현역세대가 돌보고 있었으나, 2015년에는 2.1명이 돌보는 사회로 급속하게 감소하고 있다. 앞으로도 점점 손이 부족하게 되어 2050년에는 1.2명의 현역세대가 65세 이상 고령자를 돌볼 것으로 예상한다.'[1]

1. 사회 부양부담의 올바른 지표

현역세대에 의해 부양되는 인구에는 고령자만이 아닌 미성년자(20세 미만)도 포함되어 있으므로 사회 부양부담의 지표를 제대로 하자면, ① '(65세 이상 인구+20세 미만 인구)÷20~65세 인구' 또는 ② '모든 인구÷20~65세 인구', 더욱 정확하게는 '비취업자 수÷취업자 수'(①의 변형) 또는 '(비취업자 수+취업자 수=모든 인구)÷취업자 수'(②의 변형)이 되어야 한다. 이들 지표를 보면, 의외로 과거·현재·미래 모두 ①은 1대1, ②는 2대1이고, 거의 바뀌지 않는다.

이는 고명한 경제학자인 이토미츠하루(伊東光晴)가 1982년에 처음으로 밝혔고, 1989년에 카와구치히로시(川口弘)·카와카미노리미치(川上則道)가 적극적으로 강조했다.[2-5]

먼저, 이토미츠하루는 '실제로 일하고 있는 사람들의 경제생활을 볼 때 돌봐야 할 대상은 노인만이 아니다… 자녀도 당연히 포함된다'라고 지적하며, '19세 이하와 65세 이상을 합계한 것의 합이 전 인구에서 차지하는 비율'은 '노인인구가 높아진 2025년에도, 2050년에도, 2075년에도, 일본 경제가 고도성장을 시작한 1960년과 비교할 때 거의 변화가 없다'라고 하면서, '인구고령화 현상만을 가지고, 부담이 커지는 것처럼 말하는 것은 현실을 왜곡하는 잘못된 관점이다'라고 비판했다.[2] 겐죠요시카즈(権丈善一)도 '저출산·고령화라는 현상은 고령자는 증가하지만, 다른 한편으로는 어린이도 감소하는 현상이다. 고령자만이 아닌, 아이들도 피부양인구에 추가하면 그들을 지원하는 사람들의 인원은 지금까지도, 그리고 앞으로도 변하지 않는다.

또 취업자 1인이 몇 명분의 파이를 생산하고 있는지를 보는 '취업자 1인당 인구'는 지금까지 대략 2, 즉 취업자 1명이 2인분의 파이를 생산하는 상황에서 안정적인 추이를 해 왔다'라고 지적하고 있다.[3] 〈요미우리신문〉은 〈그림1〉과 같이 겐죠요시카즈의 주장을 근거로 하여 '인구구성의 변화와 취업자 수의 추이'를 알기 쉽게 보여주고 있다.

반면에 고령자 1인당 사회보장비는 미성년자에 비해 훨씬 높아서 저출산·고령사회에서는 사회보장비 부담이 급증할 것이라는 우려도 나오고 있다. 그러나 사회 전체가 부담하는 것은 사회보장비만이 아니라 그것을 포함한 국민의 '생활비' 전체이다. 그리고 미성년자(정확히는 20세 이상의 학부·대학원생을 포함하여)의 생활비에는 고령자에게 거의 없는 교육비가 많이 포함되어 있다. 연령계층별 '생활비'에 관한 공식 데이터는 없으나, 카와구치(川口)·카와카미(川上)는 1989년의 역작에서 여러 자료를 모아 '세대 간의 부양·피부양의 양적 관계 모델'을 작성하고 이를 통하여 '인구고령화의 진전과 세대 간 부양 관계의 변화 추이'를 연구한 결과, '2025년 모델에서 볼 때 25~64세 세대의 부양부담이 무거워지는 것은 거의 없다'라는 결론을 도출했다.[4] 겐죠요시카츠도 2001년에 카와구치·카와카미의 방법에 따라 '연령계층 간의 생활비 격차와 필요성장률'을 몇 가지 가정 아래 시뮬레이션 하여, '고령화가 진행된 2025년에 각 연령계층이 2000년의 생활수준을 누리는 것은 어려운 정책목표가 전혀 아니다'라는 결론을 맺었다.[5]

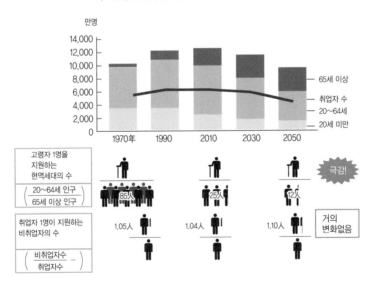

〈그림1〉 인구구성의 변화와 취업자 수의 추이

주1) 인구는 국립사회보장·인구문제연구소 자료에 근거함. 2010년까지 실적치, 그 이후는 추계치임
　2) 취업자 수, 취업률은 노동력조사(실적치), 2030년은 노동정책연구, 연수기구의 추계치, 2050년은 2030년 추계치를 근거로 한 겐죠요시카츠(權丈善一) 교수의 시산.
출전 : 〈요미우리신문〉, 2012. 4. 23. 조간.

2. 여성과 고령자의 취업률과 노동생산성

필자는 겐죠 등의 의견에 동감하며, 앞으로 생산연령인구가 감소해도 ① 서양 여러 국가에 비해 낮은 여성 취업률을 높이고, ② 이전보다는 10살 젊어졌다고 얘기되는 고령자의 취업률을 높이고, ③ ICT나 로봇의 도입 등에 따른 노동생산성 향상이 실현된다면, 1인당 GDP는 앞으로도 착실히 증가하고 일본 사회는 충분히 지속가능한 것으로 판단하고 있다.

①과 관련하여, OECD는 일본에서 2030년까지 남녀 노동참가율의 차이가 전혀 줄지 않으면 GDP 평균성장률은 1.0%인데 비해, 완전히 없어진다면 평균성장률은 1.9%로 거의 2배 늘어나는 것으로 전망하고 있다.[6] ③과 관련하여, 후생노동성 프로젝트팀이 2015년 9월에 발표한 '모두가 지지하는 지역의 구축을 위한 복지서비스의 실현'(통칭 「신복지비전」)은 의료·복지분야에서 ICT나 로봇을 활용함으로써 '생산성 향상'을 이룰 수 있음을 제시하고 있다. 「신복지비전」은 생산성(효율화)에 대한 경제학적 정의와 그 개선 방법을 명시한 첫 후생노동성 문서가 아닌가 싶다.

필자는 일본복지대학 졸업식에서 총장 인사말을 할 때마다 졸업생에게 나이가 들어도 계속 일할 것을 호소했다. 2016년 3월의 졸업식에서는 다음과 같이 말했다. '여러분께 부탁하고 싶은 것은, 대학을 졸업한 후에도 계속해서 공부하고 가능하면 오랜 기간 일해 달라는 것입니다. 아시는 바와 같이 일본은 이제 세계 제1의 장수국으로 남성의 평균수명은 81세이고, 여성은 무려 87세에 달하고 있습니다. 여러분 대부분은 22세일 것이니 평균으로 치면 남자 졸업생은 앞으로 59년, 여성

졸업생은 65년이라는 긴 인생을 살아가게 됩니다.[7] 현재 기업의 일반적인 퇴직연령·정년은 60세부터 65세 사이이지만, 여러분이 고령자가 될 때는 적어도 70세, 아니 75세가 될지도 모릅니다. 그렇다면 여러분은 앞으로 약 50년 동안 계속 일하게 됩니다. 젊은 여러분들에게 이는 아찔할 정도의 오랜 기간일 것입니다. 그러나 일본이 앞으로 확실히 인구감소·초저출산과 초고령화사회에 돌입하는 점을 생각하면, 앞으로 50년 동안 계속 일하는 것은 여러분 자신의 생활을 유지하기 위해서도, 일본 사회를 유지하기 위해서도 피할 수 없는 것입니다. 이를 위해서는 고령자만이 아니고 여성과 장애인을 포함한 모든 사람이 일하기 쉬운 제도와 환경을 다듬어 낼 필요가 있습니다. 〈복지의 종합대학〉인 우리 학교는 이를 위해 적극적인 역할을 할 것을 약속합니다.'[8]

3. 유의해야 할 2가지 점

이상의 논의에서 유의해야 할 점이 2가지 있다. 먼저, 총인구는 앞으로 급속히 감소하기 때문에 GDP 총액을 크게 늘리는 것은 어렵다. 아베 정권의 「일본 1억 총활약 플랜」이 내걸고 있는 2025년 '전후 최대

---

7) 엄밀히는 여기에서 '평균수명'이 아닌, 22세의 '평균여명'을 사용해야 했다. 하지만 0~22세의 사망률은 매우 낮으므로 이는 '평균수명 − 22세'와 거의 같다.

8) 일본노년학회·일본노년의학회는 2017년 1월 5일, 현재의 고령자에게 5~10년의 신체적 '회춘' 현상이 생김을 근거로 하여, 고령자의 정의를 현재의 65세 이상에서 75세 이상으로 높여서, 65~74세의 '전기 고령자'는 '준고령자'로 부를 것을 제언했다. 이는 의학적 정의의 변경을 제안한 것인데, 시오자키 후생노동성 대신은 다음 날의 기자회견에서 이 제언에 관하여 '사회보장제도에서의 연령 정의를 수정하는 것에 관해서는, 기업의 고용 관행이나 노인을 포함한 국민의 의식 상황을 충분히 검토하여 신중하게 논의하지 않으면 안 된다'라는 의견을 밝혔다. 이 견해는 타당한 것으로 생각되나 앞으로 2040년까지의 초저출산, 초고령화가 급속하게 진행되는 것을 생각하면, 언젠가는 고령자의 법적, 사회적 정의도 바뀌고 정년연령도 70~75세가 될 가능성이 클 것이다.

의 명목 GDP 600조 엔' 같은 것은 꿈같은 이야기이다. 겐죠 교수가 제창하는 1인당 GDP 1% 정도의 성장이 현실적인 것으로 생각된다.[7] [8]

다른 하나는 여성과 고령자의 취업률 상승은 지역의 '서로 도울 능력(互助力)'을 약화하기 때문에, 정부와 후생노동성이 '국가 정책'으로 추진하려고 하는 자조(自助)과 호조(互助)에 과도하게 의존하는 지역포괄케어시스템에 장애 요인이 된다는 점이다.[9] 최근 미국의 실증연구에서도 40~64세 여성의 취업률 증가는 비공식케어를 줄인다는 결과가 나오고 있다.[10]

제2절 일본의 노동생산성 증가율이 낮을까?

다음으로 강조하고 싶은 것은 일본의 최근 노동생산성 증가율은 다른 고소득 국가와 비교해서 결코 낮은 것이 아니라는 점이다. 일본에서는 버블경제가 붕괴된 1990년 이후가 '잃어버린 20년(25년)'으로 불리고 있으나, 후생노동성의 『2014년판 노동경제 분석』(통칭 『노동경제백서』)에 따르면, 일본의 1995년~2014년의 1인당 실질 노동생산성 증가는 유럽권보다 높고 미국보다 조금 낮은 수준이다.[11] 〈그림2〉 최근의 2005~2015년으로 한정하면, 미국의 노동생산성 증가율도 1.0 미만으로 저하하여 일본과 거의 같은 수준이 되어 있다(『The Economist』 2016년 10월 8일호: 23쪽). 2014년에 세계적 베스트셀러가 된 토마 피케티(Thomas Piketty)의 『21세기의 자본』도 '1인당 GDP 성장률은 1980년 이후, 모든 부유한 나라에서 거의 완전히 같다'라고 지적하고

있다.[12]

후생노동성의『노동경제 분석』에서는 '유로존 및 미국에서는 실질노동생산성이 상승하는 국면에 있어서 실질노동생산성과 실질임금 사이에 약간의 격차는 있지만, 실질 임금도 상승을 계속하고 있음'에 반하며, 일본에서는 노동생산성은 지속적인 상승을 하고 있음에도 불구하고 '실질임금의 증가는 이를 따라가지 못하고 있는 상황으로 보이며, 양자의 격차는 유로존 및 미국보다도 크다'라고 주목할 만한 지적도 하고 있다.

〈그림2〉 임금과 생산성의 국제비교

1인당 실질노동생산성은 일본에서도 상승하고 있지만, 유로권 및 미국에서 1인당 실질고용자보수도 계속 상승하고 있는 반면에 일본에서는 계속적인 증가가 여의치 않을 것으로 예상된다.

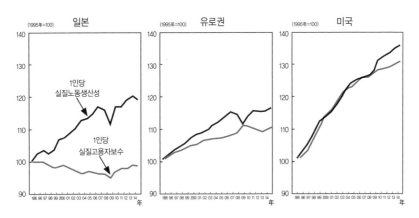

자료 : OECD.stat를 근거로 후생노동성 노동정책담당참사관실에서 작성.
주 : 유로권 국가는 오스트리아, 벨기에, 덴마크, 핀란드, 프랑스, 독일, 그리스, 아일랜드, 룩셈부르크, 네덜란드, 포르투갈, 스페인, 스웨덴, 영국.
출전 : 『2016년판 노동경제백서』 65쪽.

제3절 일본이 고의료비 국가일까?

마지막으로 지적하고 싶은 것은, 일본의 (GDP 대비) 의료비 수준이 최근 OECD 회원국 중 3위로 되었다는 것을 근거로 하여 일본이 고의료비 국가 · '의료비가 높은 나라'[13]가 되었다고 할 수는 없다는 것이다. OECD 「Health Statistics 2016」에 따르면, 2015년의 의료비 수준은 미국이 16.9%로 월등히 높고, 2위가 스위스의 11.5%, 3위가 일본의 11.2%, 4위가 독일과 스웨덴의 11.1%이다. 그러나 이 수치를 해석할 때는 다음 두 가지 점을 유의할 필요가 있다.

1. 고령화율에 의한 보정이 필요9)

먼저, 각국의 고령화율이 달라서, 일본은 26.7%로 월등히 높으며 OECD 회원국 중에서 1위라는 점이다. 고령자 1인당 의료비는 비고령자에 비해 상당히 높기 때문에(일본에서는 약 4배) 의료비 수준의 국제 비교를 할 때는 이 점을 보정할 필요가 있다. 카키하라히로아키(柿原浩明, 교토대학)는 2013년 데이터를 이용하여 일본 · 미국 · 독일 · 프랑스 등 고소득 7개국 고령화율의 차이를 보정한 '의료비의 진정한 국제 비교'를 하여 일본의 의료비 수준은 최저위인 영국 다음으로 낮은 것을

---

9) 역주: 필자는 의료비가 높다는 객관적인 사실이 일본의 의료제도가 잘못되어 있다는 부정적인 이미지를 주고 한편으로 의료비를 억제해야 한다는 정책적 지향성을 제시하는 것으로 해석되는 것을 경계 하는 것으로 보인다. 의료비 억제책이 적절치 않다는 필자의 판단은 무방하나, 그 때문에 (GDP 대비)의료비가 높다는 객관적인 사실 자체가 잘못되었다고 주장하는 것은 불필요한 반응으로 보인다. 의료비가 높다는 것은 객관적인 사실이고, 그 원인은 일본의 높은 고령화율이라고 해석하는 것이 필자가 선호하는 객관적인 사실 인식과 해석에 해당할 것이다

보여주었다.[14] 마에다유미코(前田由美子)도 OECD 모든 회원국의 '65세 이상 인구 비율과 GDP 대비 보건의료지출'과의 상관관계 도표를 통해 일본의 GDP 대비 의료비 지출은 65세 이상 인구비율을 통해 예상되는 수준보다도 상당히 낮은 것을 보여주었다.[15]

이러한 각국의 고령화율의 차이를 보정하지 않고 일본이 '고의료비 국가'가 되었다고 주장하는 것은 일본의 '조(粗)사망률'이 최근 상승하고 있는 것(1980년 6.2에서 2014년 10.1로 24년간 3.9포인트나 상승)을 근거로 일본의 건강수준이 저하하고 있다고 주장하는 것과 같은 순진한 오류이다. 참고로 일본의 '연령조정 사망률'은 같은 시기에 남성이 4.2포인트, 여성이 2.6포인트나 하락했다. 그래서 일본의 평균 수명은 계속 세계 최고 수준을 유지하고 있는 것이다. 덧붙여서 말하면, 일본 국내 의료비의 지역차(도도부현·시정촌별 1인당 의료비 등) 분석에서는 반드시 '인구 연령구조 차이를 보정'한 '연령구조 보정 후' 의료비가 사용되고 있다.[16]

2. 일본의 장기요양비는 북유럽 국가 다음으로 높은 수준

한 가지 더 유의해야 할 것은 OECD 보건계정에서의 '의료비'의 범위에 맞추어 일본의 수치가 특별양호노인홈과 방문·통소개호 등을 포함하기 시작했기 때문에 일본의 (GDP 대비)의료비 수준이 급증했다는 점이다. 2010년은 9.5%이었는데 새로운 방식이 적용된 2011년에는 11.1%로 한 번에 1.6포인트나 뛰었지만, 그 이후에는 거의 같은 수준이다.[10]

10) 역주: 이 부분은 원문과는 다르다. 원문에 OECD에 보건계정(Health Accounts)으로서 제출되는 일본 자료에 관해 약간의 잘못된 기술이 있어서 수정했다.

OECD 데이터를 서비스 종류별로 보면, 일본의 (GDP 대비)장기요양비는 2.1%로 8위지만 주요 선진국(G7) 중에서는 1위다. 최근 켐벨(J. C. Campbell)과 이케가미나오키(池上直己) 등이 시행한 고소득 국가 7개국의 공적 장기요양비(2012년. 구매력 평가의 달러 표시)의 조사에 따르면, 일본의 고령자 1인당 공적 장기요양비는 2,832달러로, 스웨덴의 6,399달러보다는 한참 낮으나, 호주(2,689달러), 영국(2,280달러), 이탈리아(1,849달러), 독일(1,803달러), 미국(1,525달러)보다 높은 2위였다.[17] [18] 〈그림3〉

정리하자면 인구고령화의 영향을 조정한 일본의 실질 의료비는 여전히 낮은 수준이며, 또한 최근 의료비 수준의 급증은 장기요양비용이 포함되었기 때문이라고 할 수 있다.11)

---

11) 역주: OECD의 보건계정회의에 오랜 기간 일본 측의 담당자와 함께 참석하고 있는 역자(정형선)의 입장에서 이 부분을 조금 정확히 해두고 싶다. 일본의 기존의 의료비 수치에는 보건계정체계(System of Health Accounts)가 정하고 있는 개념과는 달리 장기요양비용이 포함되어 있지 않았다. 이것이 국제 비교에 문제를 일으키기 때문에 이를 수정한 것이 2011년의 수치부터이다. 일본이 과거에 'GDP 대비 의료비'가 낮은 편인 것으로 알려졌던 것은 통계가 국제기준에 부합하지 않았기 때문이다. 오류 수정 시에는 2010년 이전의 수치도 같은 방식을 적용해서 수정(backward revision)해야 했는데 그러지 못하면서 2010년과 2011년의 수치 사이에 간극(break)이 생긴 것이다. 이를 2011년에 갑자기 의료비가 증가한 것으로 오해해서는 안 된다.

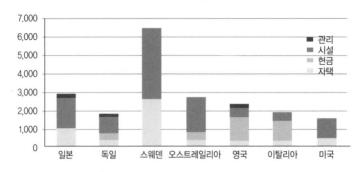

〈그림3〉 65세 이상 인구 1인당 공적 장기요양비의 국제비교(2012년)

주 :   비용은 구매력 평균가를 미국 달러로 표시함. 미국만 2011년의 데이터이고 메디케이드분만임
      Campbell CC, Ikegami N 외 : How different countries allocate Long-term resources
      to older users: a comparative snapshot. In Gori 외 : Long-term Care Reform in
      OECD countries, Policy Press, 2016.
출처 : 이케가미 나오키 '일본의 의료구조를 해석하다 제8회' 『사회보험순보』 2652호 : 12쪽, 2016.

3. 향후의 의료비 및 사회보장비의 재원에 관한 필자의 가치 판단

   마지막으로 앞으로의 저출산·초고령사회에서의 의료·사회보장개
혁과 그 재원에 관해 본인의 가치 판단을 간단히 기술한다. 필자는 현
재와 같은 의료비 및 사회보장비에 대한 심한 억제가 계속되면 사회적
격차가 더욱 확대되고 국민 통합이 약화할 위험이 있는 것으로 우려하
고 있으며, 이를 예방하기 위해서라도 '사회보장의 기능강화'가 필요하
다고 생각한다.

   「사회보장제도개혁국민회의 보고서」(2013년 8월)가 제기한 '부담능
력에 따른 부담'(능력에 따른 부담의 강화)에 필자는 대찬성이다. 그러
나 이는 세금 부담(누진제 강화 등)과 사회보험료(표준보수월액 등의
상한 인상)에만 적용되어야 하며, 환자와 이용자의 부담은 소액의 정

지역포괄케어와 지역공생사회 일본의 커뮤니티케어

46

액이나 낮은 정률부담을 계속하는 것이 바람직한 것으로 생각한다. 환자·이용자 부담의 인상은 저소득층의 의료·개호서비스 이용을 선택적으로 억제하기 때문이다. 최근에는 '고령자 우대 시정'이라는 명목으로 고령자의 본인부담 인상이 계속되고 있다. 그 출발점은 고이즈미 정권 때인 2006년에 시행되었던 정책 즉, 현역세대만큼의 소득을 가진 고령자의 본인부담비율을 현역세대와 같은 30% 부담으로 올린 정책이었다. 그러나 고령자의 의료비는 현역세대의 4배이기 때문에 30% 부담에 따른 고령자의 본인부담금은 현역세대를 크게 넘게 되어 불공평·불공정한 결과를 초래한다.

　일본 사회보장제도의 역사를 생각해보면 사회보장의 중심은 앞으로도 사회보험일 것이다. 따라서 주된 재원은 보험료이며, 소비세를 포함한 조세는 보조적 재원이다. 2009년에 출판한 졸저『의료개혁과 재원 선택』에서도 이러한 주장을 한 바 있는데[19], 그 후 있었던 일본 국민의 강한 '조세저항'[20]과 증세의 어려움을 생각하면, 현실적으로는 사회보험료를 주로 하는 재원의 확보밖에 길이 없는 것으로 판단된다. 아베 총리가 두 번이나 소비세율 인상을 연기하면서 '사회보장·조세 일체개혁'의 틀이 파괴되어, 사회보장 기능 강화를 위한 안정 조세재원이 사라지고 일본의 재정재건도 거의 불가능하게 되었기 때문이다.

　본인은 소비세가 '사회보장 기능 강화'를 위한 중요재원이라고 생각하고 있으나, 조세재원을 소비세에만 국한하는 것은 위험하므로 조세재원의 다양화(소득세 누진제 강화, 재산세와 상속세의 강화, 법인세율 인하 중지와 과도한 내부유보에 대한 과세 등)가 필요하다고 판단하고 있다. 이 점에 관해서 호리카츠히로(堀勝洋)가 '사회보장비 삭감만을 주장하고 소비세율의 인상만을 주장하는' 실버민주주의론자(야시로나오히로(八代尙宏) 등)를 비판하며 다음과 같이 말하고 있는 것에 동의한다. '지금까지 우리나라의 세제 역사를 돌이켜 보면, 소비세는 국민 또는 정치의 합의를 얻는 것이 매우 어려운 세금이다. 이를 자각하지 못하고 소비세 증세만을 주장한다면 재정재건을 어렵게 만들 것이다.'[21]

문헌

[1] 厚生労働省『平成28年版厚生労働白書－人口高齢化を乗り越える社会モデルを考える』2016,7頁。

[2] 伊東光晴‘老後保障の俗説を排す－高齢化社会を考えるために 3 つの問題が指摘されねばならない’『世界』1982年6月号：40-47頁。

[3] 権丈善一 『医療介護の一体改革と財政』慶應義塾大学出版会,2015,238-241,327-330頁。

[4] 川口弘・川上則道『高齢化社会は本当に危機か』あけび書房,1989,107-120頁。

[5] 権丈善一 『再分配政策の政治経済学』慶應義塾大学出版会, 2001, 141-182頁。

[6] 村上由美子『武器としての人口減社会－国際比較統計で分かる日本の強さ』光文社新書,2016,75-77頁。

[7] 権丈善一‘日本の社会保障 “高齢化仕様”まであと一歩’『エコノミスト』2016年10月4日号：96-97頁。

[8] 権丈善一 『ちょっと気になる医療と介護』勁草書房,2017,27-35頁（第2章‘人口減少社会と経済政策の目標’）。

[9] 二木立『地域包括ケアと地域医療連携』勁草書房,2015,16頁。

[10] He D, et al: Does formal employment reduce informal caregiving? Health Economics 25(7):829-843,2016.

[11] 厚生労働省『平成27年版労働経済の分析－労働生産性と雇用・労働問題への対応』2015,63-66頁。

[12] トマ・ピケティ著、山形浩生・他訳『21世紀の資本』みすず書房,2014,533頁。

[13] 西澤和彦‘日本の医療費35か国中第 3 位に－OECD "Health Statistics 2016"の検証’‘日本総研 Research Focus　税・社会保障改革シリーズ No.26’ 2016年7月19日(http://www.jri.co.jp)

[14] 柿原浩明・他‘医療費の真の国際比較－高齢化率補正の試み’『週刊社会保障』2016年8月1日号：26-31頁。

[15] 前田由美子‘医療関連データの国際比較－OECD Health Statistics 2016’『日本医師会総合政策研究　機構ワーキングペーパーNo.370（2016年9月）』（ウェブ上に公開）

[16] 厚生労働省保険局調査課‘平成26年度医療費の地域差分析’2016年9月（ウェブ上に公開）

[17] Campbell J, Ikegami N, et al: How different countries allocate long-term care resouces to older users: a comparative snapshot. In: Gori C et al(Ed.):Long-Term Care Reforms in OECD Countries, Policy Press, 2016,pp.47-76.

[18] 池上直己‘介護保険の課題とその対応（日本の医療構造をひも解く　第8回）’『社会保険旬報』2016年9月21日号：6-15頁。

[19] 二木立『医療改革と財源選択』勁草書房,2009,32-47頁（第1章第3節‘公的医療費増加の財源選択と私の判断’）。

[20] 佐藤滋・古市将人『租税抵抗の財政学－信頼と合意に基づく社会へ』岩波書店,2014。

[21] 堀勝洋‘『シルバー民主主義』と社会保障’『週刊社会保障』2016年11月28日号：54-57頁。

지역포괄케어시스템의 성립

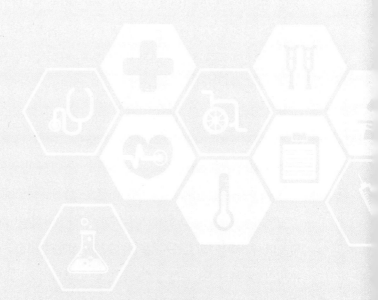

지역포괄케어시스템의 성립

제1절 지역포괄케어시스템에 대한 이해

1. 지역포괄케어시스템의 2가지 흐름, '보건 · 의료계'와 '복지계'

지역포괄케어시스템의 원류는 크게 나누어 '보건 · 의료계'와 '복지계'의 두 가지가 있다.[1] 보건 · 의료계의 원류로는 히로시마현(広島県)의 공립 미츠기종합병원(미츠기 방식), 같은 히로시마현의 오노미치시(尾道市)의사회, 민간병원 중심의 '보건 · 의료 · 복지 복합체' 등을 들 수 있다. 복지계의 원류로는 사회복지협의회와 사회복지법인(대부분이 특별양호노인홈 개설)의 지역복지활동을 들 수 있다.

'미츠기 방식'은 1970년대부터 시작되었으나 그 외의 지역포괄케어는 대부분 1990년대에 시작되었다. 1960~70년대에 전국적으로 주목받은 이와테현(岩手県) 사와우치촌(沢内村)에서 병원의료와 보건활동을 동시에 펼친 것도 지자체(병원) 주도 '보건 · 의료계'의 효시라고 할수 있다.[2] 코바야시코우이치(小林甲一, 나고야학원대학) 등도, 지역포괄케어시스템을 '의료중시 · 의사회 주도형'(또는 의료 중시 · 의료기관주도형)과 '복지중시 · 행정주도형'으로 양분하여 자세한 사례검토를 하고 있다.[3] [4] 여기서 주의할 점이 3가지 있다. 첫째, 원류에 대한 분류는 필자의 연구나 코바야시 등의 연구나 모두 개념적인 것일 뿐, 각지에서 만들어지고 있는 지역포괄케어시스템은 매우 다양하다. '지자체 주도'와 '민간 주도'로 구분할 수도 있고, 지자체 주도의 경우도 '보건·의료계'(지자체 병원 주도)와 '복지계'(지자체장 주도)로 나눌 수 있다.

둘째, '지역포괄케어시스템'이라는 이름을 붙인 사람은 분명히 야마구치노보루(山口昇) 히로시마현 공립미츠기종합병원 원장이지만, 야마구치노보루가 주도하여 만든 '미츠기 방식'은 본인이 말한 바와 같이 '공립미츠기종합병원을 중심으로 한' 병원 기반의 시스템으로, 현재의 지역포괄케어시스템이 상정하는 '지역 기반' 시스템과는 다르다.[5] 행정 당국이 원래 상정한 지역포괄케어시스템의 모델은 오노미치시(尾道市)의사회의 의료와 복지·개호의 연계사업이다.[6] [7] '미츠기 방식'이 채택되지 않았던 가장 큰 이유는 비용이 너무 많이 드는 방식이었기 때문일 것이다. 1990년대에 미츠기쵸(현 오노미치시)의 고령자 1인당 보건의료복지 투자 총액은 비슷한 도시의 4배나 되었다.[8]

셋째, 지역포괄케어를 앞서서 실천하고 있는 사회복지법인 중에는 의료기관(병원)이 모체인 사회복지법인 즉, 필자가 쓰는 용어로 '보건·의료·복지 복합체' 산하의 사회복지법인이 적지 않다는 점이다.[9] [10] 예를 들어 후생노동성 홈페이지의 '지역포괄케어시스템' 설명 부분12)에는 '지역포괄케어시스템 구축을 위한 활동 사례'로 10개의 그룹이 소개되어 있는데, 사회복지법인이 주도하고 있는 것으로 설명된 3개의 그

---

12) 역주: 이 책의 〈부록〉에 그 내용을 번역해서 수록했다.

룹은 모두 의료법인이 모체가 된 사회복지법인이다.

순수한 복지계인 지역포괄케어 방식보다 사실상 보건·의료계에 해당하는 지역포괄케어 방식에서 의료와 개호·복지의 연계가 원활하게 이루어지고 있는 인상이다. 코바야시코우이치 등도 오노미치시에 있는 3개 종류의 선진적인 의료주도형 지역포괄케어시스템의 형성과 전개를 상세히 검토하며, 지역에 있어서 의료, 또는 '의업(醫業)'의 영향력과 관계에 대해 주목하고 있다.[4]

[보충설명]

'지역포괄케어시스템'은 히로시마현 공립미츠기종합병원의 야마구치노보루(山口昇) 원장이 1970년대부터 시작한 병원을 중심으로 한 방문간호, 방문재활 등 재택케어에 의한 와상 제로 작전과 보건·의료·개호·복지의 연계, 통합의 실천을 바탕으로 제창한 개념으로, 동 병원의 뛰어난 실적에 주목한 후생노동성이 그것을 차용했다고 한다(단, 야마구치 선생은 당초에는 지역포괄의료·케어라고 부르고 있었다고 한다).[11]

그러다 보니 의료 쪽의 관계자들은 지역포괄케어시스템은 '보건·의료계'가 중심이고, 특히 지자체와의 연결고리가 강한 지자체 병원이 중심인 것으로 이해하고 있는 사람들이 많다. 보건·의료계 쪽에는 이외에도 민간병원 주체의 보건·의료·복지 복합체(복합체)가 중심인 것도 있다. 복합체는 단독법인 또는 연계·계열법인과 함께 의료시설(병원·진료소)과 보건·복지시설을 모두 개설하여 보건·의료·복지서비스를 일체적으로 제공하고 있는 그룹으로 그 대부분이 민간 병원·진료소가 중심이 되어있다(이 정의에 따르면 공립미츠기종합병원은 공적 복합체라고 할 수 있다).[12] 복합체는 1990년 전후에 처음 등장하여 그 후

급성장을 하고 있다. 2000년 이후에는 지방의 대규모 민간 복합체 중에서 여러 법인과 연계를 하며 보건 · 의료 · 복지의 틀을 넘어서 마을 만들기까지 적극적으로 대처하여, 독자적인 지역포괄케어시스템을 형성하는 모델도 생기고 있다.

'보건 · 의료계'와는 별도로 (지역)복지계인 지역포괄케어시스템도 보인다. 구체적으로는 사회복지협의회, 특별양호노인홈을 개설하고 있는 사회복지법인, 또는 NPO 등이 주체가 된 재택에서의 와상 · 치매 고령자에 대한 '(보건 · 복지)네트워크 추진사업'이나 '지역케어 시스템 만들기' 등이다. 복지계인 지역포괄케어의 선진적인 대응 사례집으로는 사회복지학계 중진인 오오하시켄사쿠(大橋謙策) · 시라사와마사카즈(白澤政和) 두 명이 편집한 『지역포괄케어의 실천과 전망』이 17 사례를 수록하고 있다.[13] 그 서장 「고령화 사회 조성 사업의 목적 · 변천과 지역포괄케어 실천의 맹아」(오오하시켄사쿠 집필)에는 1970년대 이후 복지행정 · 정책의 변화 · 발전과 복지계인 지역포괄케어 구축 과정이 알기 쉽게 정리되어 있다. 오오하시에 따르면 1990년의 〈사회복지사업법 개정〉에서 보건 · 의료 · 복지의 연계라는 규정이 담긴 것과 2000년에 성립한 〈사회복지법〉이 개인의 존엄을 위해 지역에서의 자립생활을 지원하는 것을 목적으로 보건 · 의료 · 복지의 연계를 추구한 것이 복지계인 지역포괄케어의 법적 기반이 되었다고 한다(단, 오오하시는 '보건 · 의료계', '복지계'라는 용어는 사용하지 않았다).

오오하시는 고령자복지연구회가 '지역포괄케어시스템의 확립'을 제창하기 1년 전인 2002년에 그와 거의 비슷한 취지의 '(보건 · 의료 · 복지의 연계를 추진하는) 토탈케어 시스템 창조'를 제기했다.[14] '지역포괄케어시스템'과 달리 '토탈케어 시스템'은 대상을 고령자에 한정하지 않았다.

2. 지역포괄케어 '시스템'의 실체는 네트워크

일본 전국에서 실천되고 있는 지역포괄케어의 모습은 다양하다. 전국 공통의 '시스템'은 없고 실제로는 '네트워크'에 해당한다. 시스템(제도·체제)이라는 용어는 국가가 법률, 또는 법률에 근거한 지침 등에 따라 전국의 일률적인 기준을 작성하고 도도부현·시정촌, 의료기관 등이 이에 따라 실행하는 것을 연상시킨다. 사회보험 '제도'로서의 연금 '제도', 의료보험 '제도', 개호보험 '제도'가 대표적이다. 의료제공 '체계'는 이보다는 의료기관의 자유도가 크나, 그래도 전국 일률적으로 진료수가 제도 등에 따라 세세한 부분까지 국가의 규제와 감독이 이루어진다.

그러나 국가·후생노동성이 목표로 하는 지역포괄케어시스템은 이러한 의미에서의 시스템이 아니라, 각 지역에서 자발적으로 참여하는 것이 요구되는 네트워크인 것이다.[13] 단, 전술한 '미츠기 방식'은 모두 공립 시설·사업으로 구성되고, 더욱이 일원적으로 운영되고 있으므로 시스템이라 부를 수 있다.

시스템이라는 용어는 국가, 또는 지자체 레벨의 제도·체제만이 아

---

13) 필자는 1987년에 '도시 지역에서는 시스템에서 네트워크로'라고 주장했다. 필자는 도쿄대학병원 재활의학과의 우에다 사토시(上田敏) 교수의 지도를 받으면서 1975년~1985년에 도쿄, 요요기(東京·代々木) 병원에서 주로 뇌졸중 환자를 대상으로 재활 진료와 임상연구에 종사했다. 당시에 뇌졸중 재활은 온천지역의 재활전문병원에서 하는 것이 상식이었으나 전문 인력과 시설이 부족한 일반병원에서도 처음에는 의사와 간호사 및 소셜워커가, 다음에는 물리치료사와 작업치료사가 더해져 팀으로 초기 재활을 함으로써 80%의 환자를 집으로 돌려보낼 수 있었다. 필자는 처음부터 '(일반)병원 완결형'인 재활을 목표로 하지 않고 재활전문병원이나 장기요양시설(대부분은 노인병원)과의 연계, 즉 '지역완결형' 재활을 목표로 했다.
그 경험을 바탕으로 1987년에 출판한 우에다 사토시 선생과의 공저인 『뇌졸중 환자의 초기재활』의

니고, 일원적으로 운영되는 (대규모)사업체·그룹을 지칭하는 용어로도 사용된다. 전술한 복합체 중에서는 자기 그룹을 'ㅇㅇ시스템'이라고 표방하고 있는 곳도 적지 않다. 미국에서도 동종 그룹은 'hospital systems', 'integrated health systems' 등으로 부르고 있다.14)

지역포괄케어시스템의 실체가 네트워크라는 것은 2013년 필자가 처음 지적한 것으로 생각했었다.[15] 하지만 그 후에 후생노동성 내에서 지역포괄케어시스템을 초기에 주도했던 나카무라슈이치(中村秀

'Ⅲ. 일반병원의 재활 운영'의 '4. 지역케어 시스템 안에서 병원은 중심적인 역할을 한다'에서 시작 부분의 표제를 '시스템에서 네트워크로'라고 붙이고 다음과 같이 기술했다.[21] 도쿄에서는 지역사회전체의 시설 간 연계는 없고 각 병원의 연계밖에 없다. 도시는 농촌지역과 같은 의료기관의 '담당 지역'이 없고 각 병원의 진료권이 겹치기 때문이다. 따라서 지금 유행하는 용어를 사용하면 '시스템에서 네트워크로'의 문제였다. 이는 네이스비트(Naisbitt)가 『메가 트렌드』(三笠書店, 1983)에서 강조하고 있는 바이지만, 지금까지 시스템이라고 하면 상명하달의 견고한 시스템만을 생각했다. 각 의료기관, 또는 복지기관의 배치와 기관으로서의 연계를 어떻게 해낼 수 있을까를 생각했지만, 중요한 것은 환자를 통한 전문직 간의 연계, 네트워크이다. 이런 것이야말로 그물망처럼 되어있지 않으면 위에서 형식적으로 시스템을 만들어도 지속할 수 없다고 생각한다. 연계라고 하는 공식적인 제도를 논하는 경우가 많으나 적어도 도시지역에서는 그런 것은 의미 없을 것이다.

14) 시스템과 네트워크는 대립물이 아닌 연속. 필자는 1996~1998년에 '보건·의료·복지 복합체' 전국조사를 실시하여 그 실태를 명확히 하고, 그것이 가지는 경제적·의료적 효과와 4가지의 부정적 측면을 지적했다.[9] 복합체는 사업소 레벨의 시스템이라고도 할 수 있겠지만, 당시 지역과 재택케어를 열심히 추진하고 있던 사람들은 그 의미를 이해하지 못하고 각종 보건·의료·복지서비스의 '연계(네트워크)'를 시스템으로 바꾸었다. 이에 대해 필자는 '연계와 복합체는 스펙트럼(연속체)을 형성하고 있다'라고 지적하고 다음과 같이 말했다.[22] '전국적으로 보면 독립된 단일 기능의 시설 사이에 멋진 연계(네트워크)가 유효하게 기능하는 지역은 보건·의료·복지서비스 모두 아주 충실히 갖추어져 있는 일부 대도시 지역에 한정된다. 반면에 대규모 복합체가 모든 보건·의료·복지 서비스의 구심점이 되어있는 지역은 일부 농촌 지역에 한정되어 있다. 이들을 양극단으로 하여 대부분 지역에서는 입소시설이 개설한 복합체, 미니 복합체, 단일 기능을 가진 의료시설과 복지시설 등이 경쟁적으로 공존하고 있는 것이 현실이다. 바로 '진리는 중간에 있다'라고 할 수 있겠다.' 지역포괄케어의 경우도 마찬가지일 것이다. 특히 보건·의료·복지의 인적, 물적 자원이 제한된 지방에서는 지역포괄케어 '네트워크'의 중심을 그 지방의 대표적 '복합체'가 담당하게 될 것으로 생각된다. 이런 의미에서 지역포괄케어는 '복합체'에게는 새로운 '순풍'이 될 것으로 필자는 판단하고 있다.[10]

一)와 카토리데루유키(香取照幸)가 지역포괄케어시스템이 처음 주창된 2003년 시점에 이미 이 점을 지적하고 있었다는 사실을 알게 되었다.[1]

지역포괄케어시스템의 실태가 네트워크라는 것은 2013년 8월에 발표된 사회보장제도개혁국민회의 보고서가 '지역포괄케어시스템이라는 네트워크'라고 직접 표현한 이후, 행정 내외에서 널리 인식되게 되었다. 예를 들어 2015년 6월에 발표되어, 2025년까지 병원 병상을 대폭 줄일 필요가 있다는 제언으로 큰 주목을 받은, 총리 산하 사회보장제도개혁추진본부의 「의료·개호 정보의 활용에 따른 개혁 추진에 관한 전문조사회 제1차 보고」에서는 지역포괄케어시스템과 '의료·개호 네트워크'를 거의 같은 의미로 몇 번이나 사용하고 있다.

지역포괄케어시스템의 실체가 네트워크이기 때문에 전국 일률적 모델은 없는 것이다. 누가 지역포괄케어의 중심을 담당하는지는 지역에 따라 다르다. 하라카츠노리(原勝則) 노건국장(당시)은 2013년에 '의료·개호·생활지원이라는 각각의 요소가 필요한 것은 어느 지역이든 마찬가지지만, 누가 중심을 담당하는지, 어떤 연계체제를 도모하는지는 지역에 따라 다르게 된다'라고 명쾌하게 설명했다.[15]

3. 지역포괄케어의 주된 대상은 도시 지역

지역포괄케어시스템의 공급과 구성에 대해 강조하고 싶은 것은 지역포괄케어시스템의 주된 대상은 도시 지역이라는 점이다. 이것을 2012년 처음 지적한 것은 '지역포괄케어연구회'의 좌장을 맡은 다나카시게루(田中滋, 게이오기쥬쿠대학 명예교수)다. '이 시스템으로 일본 전체

지역포괄케어와 지역공생사회 일본의커뮤니티케어

를 커버할 수 있다고는 생각하지 않는다. 원래 이 전략의 주된 대상은 도시와 그 근교이다.'[15]

현역 후생노동성 고관으로 이것을 언급한 사람은 없지만 미야지마 토시히코(宮島俊彦) 전 노건국장은 퇴임 직후에 유사한 발언을 하였다. '원래 지역포괄케어는 향후 고령자가 급격하게 증가하는 대도시권을 상정한 것이다. (중략)필자가 그리는 이미지는 유럽의 성채(城砦)도시이다.'[15] 필자의 경험에 비추어 후생노동성 고관은 퇴임 직후에 현역시절에는 자제하고 있었던 '속마음'을 밝히는 경우가 많다.

주된 대상이 도시지역이라는 발언은 '농촌 경시'로 보일 수 있다. 그러나 향후 인구고령화, 특히 후기고령자 인구의 급증이 수도권을 중심으로 한 도시 지역에서 현저한 점, 그런데도 이들 지역에서는 다른 지역에 비해 인구당 병상 수와 노인시설 정원이 훨씬 부족한 점을 생각할 때 합리적인 판단으로 보인다.

2015년 6월 30일 내각회의에서 결정된 「마을·사람·일 창생(創生) 기본방침 2015」에서는 지역포괄케어시스템의 구축은 도시 밀집화와 주변 등의 교통 네트워크 형성의 정책 간 연계 추진의 '구체적 대응' 중의 하나일 뿐이라고 하고 있다. 이는 지역포괄케어시스템의 주된 대상이 도시 지역임을 방증하는 것으로 보인다.

4. 지역포괄케어시스템의 공급과 재편을 생각할 때의 유의점 · 논점

(1) 후생노동성은 '자택' 사망의 비율이 증가하리라고 보지는 않음

후생노동성은 지역포괄케어시스템을 구축하여 재택케어를 대폭 확충하는 것을 목표로 하고는 있으나, '자택(my home)' 사망의 비율이 증가하리라 전제하거나 기대하고 있지 않다. 후생노동성이 목표로 하는 것은 지역포괄케어시스템에 따라 '재택생활의 한계점(限界點)을 높이는' 것이다.[15] 구체적으로는 한계점을 높임으로써 정든 재택에서 지내는 기간을 가능하면 늘리고, 그 결과 종말기나 그 이상의 기간을 병원 · 시설에 입원 · 입소하는 비율과 기간을 최대한 억제하는 것을 목표로 한다. 정확히 말하자면 목표로 하는 것은 인구고령화에 따른 입원율 · 입소율과 기간의 증가를 억제하는 것으로, 앞으로의 급속한 인구고령화를 생각하면 현재의 입원율 · 입소율과 기간 그 자체가 절대적으로 감소하는(억제되는) 것은 아니다.

'한계점을 높인다'라는 매력적인 문구는 민주당 정권 시대인 2012년 2월 내각회의의 결정안인 「사회보험 · 세금 일체개혁에 관하여」에서 사용되었다.[15] 2014년의 「지역포괄케어연구회 보고서」에서는 '한계점을 높인다'(한계점의 향상)가 5회나 사용되어, 이제는 지역포괄케어시스템의 숨겨진 키워드 중 하나가 되어있다. 필자는 지역포괄케어시스템의 궁극적인 목적은 향후 사망급증시대에 '사망 난민'이 생겨 사회적인

---

15) 역주: 고령자가 더는 집에 있기 힘들게 되어 어느 시점에서는 결국 입소나 입원을 하게 되는 것이 보통인데, 그 시점을 '한계점(限界點)'으로 지칭하고 있다. 따라서 뒤에 바로 설명이 나오듯이 '한계점을 높인다'라는 것은 재택생활을 하는 기간을 최대한 늘림으로써 시설이나 병원의 생활을 가능하면 줄인다는 의미이다.

문제가 되는 것을 예방하는 것이지, 자택사망비율을 높이는 것은 아닌 것으로 이해하고 있다.

이에 대한 최고의 방증이 후생노동성 노건국이 2008년 발표한 '사망 장소별 사망자 수의 연차 추이와 장래 추계'이다〈그림4〉. 이것은 2030 년에 자택에서도 병원에서도 시설에서도 사망하지 않은 '사망 난민'이 47만 명(사망자의 28%)에 달할 것이라고 하여 오해와 불필요한 불안을 자아낸 추계이지만, 한 가지 평가해줄 만한 것이 있다. 그것은 2030년 의 자택사망비율을 2010년과 같은 12%로 상정한 것이다. 동 추계를 함 에 있어 현실 인식이 잘 되었음을 보여준다. 향후 독신생활자의 급증, 가족개호력의 저하 등을 생각하면 지역포괄케어시스템이 구축되어도 사망 장소의 중심은 계속 병원이고(다만, 비율은 점차 감소함), 노인시 설과 서비스 제공형 고령자 주택 등의 '자택 이외의 재택'이 이를 보완 할 것으로 생각된다. 2014년의 「지역포괄케어연구회 보고서」도 거주지 에서의 '종말기 케어'[16]만이 아니고, 의료기관 등에서의 종말기 케어를 처음으로 긍정적으로 평가했다.[16]

전술한 「의료·개호정보의 활용에 따른 개혁 추진에 관한 전문조사 회의 제1차 보고」는 2035년까지 '의료·개호 네트워크 형성'(지역포괄 케어와 거의 동의어)에 따라 약 30만 명이 병원에서 개호시설이나 고 령자 주택을 포함한 재택 의료로 이동할 것으로 추계하고 있으나, 이는 비현실적인 추계로 보인다.

---

16) 역주: 일본어 '看取り'에 대한 번역이다. 간호간병의 의미인데 임종을 돌보는 경우를 주로 가리킨다.

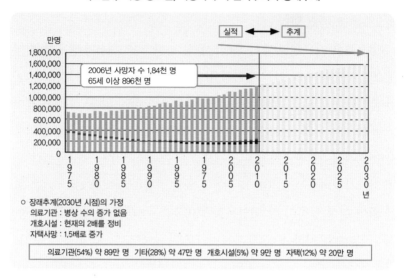

〈그림4〉 사망 장소별, 사망자 수의 연차추이와 장래추계

○ 장래추계(2030년 시점)의 가정
  의료기관 : 병상 수의 증가 없음
  개호시설 : 현재의 2배를 정비
  자택사망 : 1.5배로 증가

| 의료기관(54%) 약 89만 명 | 기타(28%) 약 47만 명 | 개호시설(5%) 약 9만 명 | 자택(12%) 약 20만 명 |

※ 개호시설은 노인보건시설, 노인홈
출전 : 후생노동성 '2012년도 진료수가개정에 대해서', ② 금회(2012년도)의 진료수가개정에 대해서(초
       출은 스즈키 노인보건과장, 2008).
자료 : 2006년까지의 실적은 후생노동성 '인구동태통계' 2007년 이후의 추계는 국립사회보장, 인구문
       제연구소「인구통계자료집(2006년도판)」에서 추정.

2000~2013년의 13년 동안 전국의 사망 장소의 변화를 간단히 살
펴본다(표1). 의료시설(병원과 진료소)에서의 사망 비중은 81.0%에서
77.8%로 3.2%포인트 감소했다. 그러나 실제의 인원은 20.8만 명이나
증가했다. 자택에서의 사망비율도 13.9%에서 12.9%로 1.0%포인트 감
소했다. 엄밀히 말하자면 자택사망비율은 2005 · 2006년 12.2%를 저
점으로 하여 그 이후 소폭 증가하고 있으나 명확하게 증가세로 돌아섰
다고는 할 수 없다. 대조적으로 노인홈과 노인보건시설에서의 사망비
율은 2.4%에서 7.2%로 4.8%포인트나 증가했다.

<表1> 사망 장소별 사망 수 비율의 추이

연도	총수	병원 (A)	진료소 (B)	노인보건시설 (C)	노인홈 (D)	자택	기타	의료시설 (A+B)	노인보건시설·노인홈 (C+D)
2000	100.0	78.2	2.8	0.5	1.9	13.9	2.8	81.0	2.4
2005	100.0	79.8	2.6	0.7	2.1	12.2	2.5	82.4	2.8
2010	100.0	77.9	2.4	1.3	3.5	12.6	2.3	80.3	4.8
2011	100.0	76.2	2.3	1.5	4.0	12.5	3.5	78.5	5.5
2012	100.0	76.3	2.3	1.7	4.6	12.8	2.2	78.6	6.3
2013	100.0	75.6	2.2	1.9	5.3	12.9	2.2	77.8	7.2
2000－2013	0.0	-2.6	-0.6	1.4	3.4	-1.0	-0.6	-3.2	4.8

자료 : 후생노동성 '인구동태통계'
주 1) '조산소'는 생략(1990년 이후는 사망비율 0.00%).
2) '노인홈'은 양호노인홈, 특별양호노인홈, 경비노인홈 및 유료노인홈을 포함하고, '자택'은 그룹홈, 서비스제공고령자주택, 미신고 노인시설을 포함함.

이렇게 전국 레벨에서 보면 자택사망비율은 21세기에 들어와서도 크게 변하고 있지 않으나 도도부현별 자택사망비율과 그 순위는 극적으로 변하고 있다. 대도시 지역에서의 자택사망비율 증가가 현저하다.[15] 그 결과 2013년 도쿄가 16.7%(23구만 보면 17.9%)로 가장 높아졌다. 그 다음이 ② 효고(兵庫) 16.4%, ③ 치바(千葉) 15.8%, ④ 가나가와(神奈川) 15.5%, ⑤ 오사카(大阪) 15.2%의 순으로 탑 5가 모두 수도권과 간사이(関西)권이다.

대도시 지역에서 자택사망비율이 높아지는 요인으로 일반적으로는 재택의료·케어의 보급이 거론되고 있으나, 그밖에 고독사의 증가도 빼놓을 수 없다. 도쿄도 감찰의무원(監察医務院)[17]의 조사에 따르면

---

17) 역주: 도쿄도 23구에서 발생한 자연사가 아닌 사망을 사체해부보존법에 근거해 사체의 검안 및 해부를 하는 도쿄도청의 산하기관이며, 사체검안서를 발행한다.

2000~2011년의 도쿄도의 자택사망증가 중 40%는 '고독사'의 증가에 의한 것이었다.[15]

본인과 가족의 선택과 각오, 혼자 죽을 각오

예전부터 자택에서의 사망은 가족이 임종하는 아름다운 사망이라는 담론이 형성되어 있지만 그것은 환상이다. 2013년의 「지역포괄케어연구회 보고서」는 향후 요개호 고령자가 지역포괄케어 하에서 자택 생활을 계속할 때 항상 '가족이 지켜보는 가운데 자택에서 죽는' 것이 아닐 수 있다는 '본인과 가족의 선택과 각오'가 필요하다는 지적을 했다.[15] 이 연구회의 좌장인 다나카시게루(田中滋)는 강연 등에서 이것이 '혼자 죽을 각오'를 의미한다고 직설적으로 말하기까지 했다.[17] 필자는 개인적으로 이에 찬성한다. 그러나 일본인, 특히 고령자와 가족의 의료 의존도를 감안하면 이런 각오를 할 수 있는 강하고 자립적인 고령자와 가족은 많지 않고, 향후 급증할 것 같지도 않다.

또한 2015년 6월 30일 내각회의에서 결정된 「경제재정운영과 개혁의 기본방침 2015」(기본 방침 2015)에서는 '재택과 개호시설 등에서의 종말기 케어도 감당할 수 있는 지역포괄케어시스템을 구축한다'라고 했다. 아베 내각의 「기본방침 2013」과 「기본방침 2014」도 지역포괄케어(시스템)를 언급했지만 지역포괄케어시스템에 종말기 케어를 포함한다고 명시한 것은 「기본방침 2015」가 처음이다. 이에 반해 〈2013년 사회보장개혁프로그램법〉과 〈2014년 의료개호 종합확보추진법〉에서는 지역포괄케어시스템은 '자립적인 일상생활 지원이 포괄적으로 확보되는 체제'라며 종말기 케어는 언급하고 있지 않다.

이상을 정리하면 필자는 지역포괄케어시스템을 추진하여 재택생활의 한계점을 높이는 것에는 찬성이지만, 이 때문에 병원병상을 줄이고 자택에서의 사망비율을 높이기는 어렵다는 생각이다. 그러나 향후의 사망급증시대에는 자택에서의 사망 인원이 상당히 증가할 것은 확실하다.

(2) 지역포괄케어시스템과 지역의료구상은 상호보완적[18]

지역포괄케어시스템의 연구자와 실천가 중에는 지역포괄케어시스템의 중요성을 강조할 때, 지역포괄케어시스템이 상위개념이며, 지역의료구상(병원병상의 기능분화와 연계)은 지역포괄케어시스템에 포함되는 하위개념으로 이해하고 있는 사람이 적지 않다. 예를 들어 츠츠이타카코(筒井孝子)는 '의료 · 개호서비스의 적절한 이용을 지원하기 위한 제공 시스템 디자인이 지역포괄케어시스템이며, 지역의료구상은 지역포괄케어시스템 중에서 의료서비스 제공에 주안점을 두고 그 개혁의 방향을 제시하고 PDCA 사이클의 진행에 따라 계획을 담은 것'이라고 설명하고 있다. 그러나 이는 지역포괄케어시스템을 과대평가하고 지역의료구상을 과소평가한 것이다.[18]

왜냐하면, 지역포괄케어시스템과 지역의료구상은 법적 · 행정적으로도 실제적으로도 동렬 · 동격이고 상호보완적(자동차의 두 바퀴에 해

---

18) 역주: 이 항목에서의 필자의 주장은 조금 납득하기 힘들어 보인다. '지역포괄케어시스템'이 개호, 복지, 생활지원 분야를 광범위하게 포함하므로, 대상의 포괄 범위로 볼 때 지역의료구상보다 더 넓은 것은 분명한 것인데, 이를 상하관계인지 동격인지를 따져서 과대평가, 과소평가를 판단하는 것은, 그리고 그 논거로 일부 문건에서 기술한 자구의 배열을 따지는 것은 과하다는 인상이다.

당)이기 때문이다. 법적으로는 지역포괄케어시스템이라는 용어를 처음으로 사용한 2013년의 사회보장개혁프로그램법 제4조 제4항에서 '정부는 ① 의료종사자, 의료시설 등을 확보, 유효 활용하고, 효율적이며 질 높은 의료제공체계를 구축하고, ② 향후 고령화의 진행에 맞추어 지역포괄케어시스템을 구축함으로써 지역에서 필요한 의료를 확보하기 위함'이라고 하여 '효율적이며 질 높은 의료제공체제'와 지역포괄케어시스템의 구축을 동격·동렬로 취급하고 있다. ①과 ②는 필자가 편의적으로 붙인 것이지만, ①의 구체화가 현재의 지역의료구상이다.

이는 2014년의 의료개호 종합확보추진법에서도 답습하고 있다. '효율적이며 질 높은 의료제공체계를 구축함과 동시에 지역포괄케어시스템을 구축함으로써, 지역에서의 의료 및 개호를 종합적으로 확보'하는 것이다. 하지만 지역포괄케어와 지역의료구상 사이의 구체적인 법적 관계나 구분은 제시되어 있지 않다.

실제적으로도 지역포괄케어시스템은 아직 발전 과정에 있고, 지역마다 모습이 다르고 병원을 포함하지 않은 곳도 적지 않다. 전술한 바와 같이 최근 수년간 지역포괄케어시스템의 개념·범위가 확대되어 병원 의료를 포함하게 되었으나, 그것은 주로 지역밀착형 중소병원(대략 200병상 미만)이다. 고도급성기를 담당하는 큰 병원은 포함되어 있지 않다. 후생노동성의 담당자도 그렇게 설명하고 있다.[19]

---

19) 그러나 이에 대한 명시적인 규정은 없다. 예를 들어 필자가 속한 아이치현에서는 후지타보건위생 대학병원과 나고야 제2적십자병원 등의 대규모 병원이 지역포괄케어에 적극적으로 참여하고 있다. 또한 대규모 급성기병원이 많은 '지역의료기능추진기구'도 전국 57개 병원이 함께 '지역포괄케어'의 견인 역할을 담당할 것을 어필하고 있다(『Doctor's magazine』 2014년 4월호: 13쪽). 필자는 큰 병원도 그 병원과 지역이 지역포괄케어에 참여하는 것으로 결정하면 그리 해도 문제가 없다는 생각이다. 지역포괄케어는 시스템이 아닌 네트워크이기 때문이다.

전술한 바와 같이 지역포괄케어시스템에서 병원은 '치료하는 의료'에서 '치료하고·지원하는 의료'로의 역할 전환이 요구되고 있으나 그렇다고 '치료하는 의료'의 역할이 없어지는 것이 아니며, '병원 시대의 종언'이 오는 것은 더욱 아니다.[19]

향후 급증하는 후기고령자의 의료에서는 치료하는 의료(큐어)가 아니고 지원하는 의료(케어)가 필요하기 때문에 급성기 의료 니즈는 축소될 것이라는 이야기도 있다. 그러나 일본의 후기고령자는 다른 나라에 비해 매우 건강하여 약 70%가 건강이 '좋다' 또는 '보통'이라고 응답하고 있다(후생노동성 『2013년 국민생활기초조사』, 내각부 『고령자의 생활과 의식에 관한 국제비교조사』 2010년). 이들이 심근경색이나 뇌졸중 등의 급성질환에 걸렸을 때 치료하는 의료를 이용하지 않고 처음부터 지원하는 의료만을 이용하는 것은 사회적으로 용납되지 않는다.

정부가 발표하는 모든 추계에서도 향후 병원비용이 국민의료비 또는 의료·개호비의 중심을 차지하고 있다. 다케다토시히코(武田俊彦) 후생노동성 대신관방심의관도 2015년 4월의 강연에서 '응급진료체계는 지역포괄케어와 불가분'이라며 고령자의 2차 응급(병원) 문제는 '지역포괄케어시스템 그 자체이다'라고 강조하고 있다.[11] 이런 점에서 필자는 21세기에도 '병원의 시대'가 계속될 것으로 판단하고 있다.

(3) 지역포괄케어시스템으로 의료·개호비용이 줄어드는 것은 아님

지역포괄케어시스템이 의료·개호비용을 줄이지는 못한다는 것이 1980년대 이래 30년 이상 지역·재택 케어의 경제평가, 비용효과분석을 연구 주제의 하나로 삼고 있는 필자의 생각이다. 그리고 중도(重症)

의 요개호자 · 환자의 경우에 지역 · 재택 케어 비용이 시설케어보다 높다는 것은 1990년대 이래 의료경제학의 방대한 실증연구를 통해 확립된 국제적 상식이다.[12]

제16회 손해보험재팬일본코아(興亜)복지재단상20)을 수상한 사이토 야요이(斉藤弥生)는 『스웨덴에서 본 고령자 개호의 공급과 구성』에서 홈헬프(방문요양)가 싸고 노인홈은 비싸다고 하는 신화를 비판하며 '후기고령자에게는 홈헬프에 의한 재택개호가 1인실 노인홈 개호보다 30%나 비용이 더 드는 것으로 보인다'라고 인용하고 있다.[20] '지역포괄케어시스템에 관한 국제적인 연구동향'을 자세히 검토한 츠츠이타카코(筒井孝子)도 '비용 면에서의 효율화에 관한 증거는 불명확하다', '비용 성과에 관해서는 아직 충분한 연구가 이루어지지 않았다'라고 하고 있다.[13]

사실 후생노동성은 1990년대까지는 지역 · 재택케어를 확충하면 의료 · 개호비가 억제될 것이라는 기대를 하고 있었던 것 같다. 하지만 21세기에 들어와서는 그런 주장은 하고 있지 않다. 필자가 아는 한, 이를 처음 인정한 후생노동성의 관료는 사토토시노부(佐藤敏信) 보건국 의료과장(당시)으로, 2008년에 '재택과 입원을 비교할 때, 재택 쪽이 저렴하다고들 해왔으나, 경제학적으로는 그것이 옳지 않다. 예를 들어 여성이 직장을 그만두고 부모의 개호를 하거나 집을 장애 제로 상태(barrier free)로 개조하는 비용 등도 포함하여 진정한 의미에서의 논의를 할 시기가 되었다'라고 했다(2008년 11월 14일 전국공사병원연맹

---

20) 역주: 청년 내지 중견 연구자의 사회복지분야의 연구 성과를 보인 저서를 대상으로 한다.

'국민의 건강회의').

　지역포괄케어시스템에 대한 비판자 중 일부는 후생노동성이 이를 통해 의료·개호비의 억제를 목표로 하고 있다고 주장하기도 하지만, 후생노동성 관료 중에 그런 발언을 하는 사람은 없다. 단, 의료·개호의 실태를 모르는 경제부처 관료나 정치인 사이에는 여전히 지역포괄케어시스템을 통해 비용을 억제할 수 있다는 오해나 환상을 가진 경우가 남아 있다.

5. 지역포괄케어시스템 확립 과정에서 맞게 될 어려움

　마지막으로 향후 지역포괄케어시스템을 확립해가는 과정에서 부딪힐 2가지의 어려움에 관해 설명하겠다. 필자가 가장 강조하고 싶은 것이 이 부분이다.

　필자는 사토 의료과장이 '여성이 직장을 그만두고 부모의 개호를 한다든지' 할 경우의 비용을 언급한 것에 주목한다. 지역포괄케어시스템에서는 후생노동성이 정의하는 '공조(共助)'(사회보험)와 '공조(公助)'를 대폭 늘리지는 않고, '자조(自助)'와 '호조(互助)'를 확대하는 것을 목표로 하고 있다. 자조 중의 하나로서 가족개호를 확대하는 것을 암묵적인 전제로 하고 있다. 그러나 이를 무리하게 추진하면 현재 연간 10만 명에 달하는 개호 이직이 더 늘어나고 그에 따라 이미 감소하기 시작한 현역 노동자가 더욱 감소할 위험이 있다(총무성 '2012년 취업구조 기본조사'). 이는 아베 정권이 간판으로 내세우는 '아베 노믹스'의 제3의 기둥인 '성장전략'에 중대한 장애가 된다. 이런 측면에서 향후 지역포괄케어시스템에 따른 재택케어의 확대는 브레이크가 걸릴 것으로 예상한다.

'자조, 호조, 공조, 공조'라는 4가지를 구분하고 그 각각에 대한 정의를 처음으로 제창한 2009년의 「지역포괄케어연구회 보고서」에서, 자조는 본인의 일이나 연금 등으로 스스로의 생활을 지탱하고 자신의 건강은 본인이 유지하는 것, 자신의 선택에 기초하여 스스로 자기답게 살아가는 것이라고 하여 개인 단위로 정의되어 있다.

이에 반해 '호조는 가족·친족 등, 지역 주민들, 친구들 사이의 서로의 도움'이라고 정의되어 있다. 즉, 가족의 도움은 호조에 포함되어 있다. 그 뒤의 2010~2014년 연구회 보고서에는 자조·호조 등에 대해 정의를 내리거나 설명을 하고 있지 않다.

아베 정권이 2013년 8월에 내각회의에서 결정한 사회보장개혁프로그램법안의 전문에는 '본인 또는 가족 상호의 도움으로 지원하는 자조·자립'이라고 명기되어 있다. 최종적인 법문에서는 이 표현이 삭제되었지만 가족의 지원·개호를 자조에 포함하는 사고방식은 아베 총리와 내각의 지론이다. 최근 후생노동성의 지역포괄케어시스템 설명 중에는 '자조: (중략)자신이나 가족에 의한 대응'이라고 명기하기도 하고, '자조: 자신의 것을 스스로 한다'라고 하여 가족을 포함하지 않는 예도 있어 일정하지는 않다.[21]

또 하나의 어려움은 「기본방침 2015」가 향후 5년간 고이즈미 정권 시대도 더한 의료·개호비 억제를 목표로 하고 있는 점이다.[14] 구체적으로 보면, 향후 5년간 사회보장관계비(국고부담분) 자연증가의 삭감 목표는 1.9조 엔으로 의료위기와 의료황폐화를 초래한 악명 높은 「기본방침 2006」의 5년간 삭감목표 1.1조 엔보다 70%나 많다. 더욱이 '사회보장급여비' 총액(사회보험료와 국가·지자체부담의 합) 중 국고부담이 30% 수준인 것을 감안하면 국고보조 1.9조 엔의 삭감은 사회보장급여비 베이스에서는 3배가 넘는 약 6.3조 엔의 삭감을 의미하는 것이다.

「기본방침 2015」도 말로는 '지역포괄케어시스템을 구축한다'라는 것을 강조하고 있다. 지역포괄케어시스템이 공조(共助: 사회보험료)와 공조(公助: 공적 자금)의 대폭적인 확대를 상정하고 있지는 않지만, 그래도 그것을 전국적으로 보급하기 위해서는 상당한 공적 비용(사회보장급여비)의 투입이 불가결하다. 그러나 「기본방침 2015」에 따라 이에 필요한 공적 비용이 상당 부분 압박·압축될 위험성이 크다고 본다.

---

21) 후생노동성의 지역포괄케어시스템 홈페이지 상에서 '자조'에 대한 정의는 두 가지가 있다. 가장 인기 있는 '지역포괄케어시스템' 사이트(본서의 제7장 참조)에는 지역포괄케어시스템의 5가지 구성요소와 '자조, 호조, 공조, 공조' 항목에서, 〈자조: 자신의 것을 스스로 함: 스스로의 건강관리(셀프케어): 시장서비스의 구입〉, 〈'자조'에는 '자신의 것을 스스로 하는 것' 외에도 시장서비스의 구입도 포함되어 있다〉고 되어 가족에 대해서는 언급하지 않고 있다(www.mhlw.go.jp/stf/seisakunitsuite/bunya/hukushi_kaigo/kaigo_koureisha/chiiki-houkatsu/). 이는 2009년 「지역포괄케어연구회 보고서」의 정의에 가깝다. 이에 반해 '개호예방, 일상생활지원종합사업의 추진을 위해, 2015년 5월 후생노동성 노건국진흥과'라는 사이트에서는 〈자조: 개호보험과 의료보험의 본인부담부분, 시장서비스의 구입, 자신과 가족에 의한 대응〉이라고 되어, 가족이 자조에 포함되어 있다(www.mhlw.go.jp/file/06-Seisakujouhou-12600000-Seisakutoukatsukan/0000087534.pdf). 이는 2009년 「지역포괄케어연구회 보고서」의 정의와는 다르다. 그러나 이상하게도 두 사이트 모두 '자조'에 대한 서로 다른 정의의 출처로 같은 「2013년 지역포괄케어연구회 보고서」를 들고 있다. 그런데 정작 이 보고서에는 이러한 설명은 없다. 2013년 보고서에서는 '본인, 가족의 선택과 각오'라는 새로운 구절이 제기되었다. 이를 가만히 보면 개인을 절대화하는 미국류의 자기결정론에 대한 '이의제기'라고도 할 수 있지만, 이는 어디까지나 '의사결정'에 관한 것이고, '자조' = '본인과 가족에 의한 대응'이라고 한 것은 아니다. 어찌 되었든 이렇게 '자조'에 대한 상이한 설명이 병존하는 것은 부적절하고 지역포괄케어의 실천자, 연구자 사이에 혼란을 초래하고 있다. 후생노동성은 즉시 '통일된 견해'를 제시해야 할 것이다. 전통적인 '자조, 호조/공조(共助), 공조(公助)'의 3분류 방식에서는 가족은 호조(공조)에 포함되는 것이 일반적이었다. 이에 반해 2012년 〈사회보장제도개혁 추진법〉이 기본이 된 〈자민당 사회보장제도개혁 기본법안〉(2012년 6월)은 '스스로의 생활을 스스로, 또는 가족 상호 간의 도움으로 지원하는 자조', '가족 상호의 도움을 통한 자조'라고 하여 개인과 가족을 일체화하여 자조로 간주했다.[12] 이 견해가 본문에서 소개된 2013년의 사회보장개혁프로그램법안의 전문에서 부활하고, 그 이후 아베 정권의 의료, 사회보장제도에서도 답습되고 있는 것으로 생각된다.

6. 지역포괄케어시스템의 개념을 이해하기 어려운 이유

전국의 지자체에서 그리고 각 지역에서 지역포괄케어시스템을 구축하고 구체화하는 작업을 추진하고 있다. 필자도 이와 관련한 강연을 전국에서 하고 있지만, 가는 곳마다 지역포괄케어시스템의 개념이 이해하기 어렵다고 하는 소리를 듣고 있다.

「닛케이 헬스케어」 2016년 2월호의 '독자의 소리' 난에서도, 토치기현의 개호시설 경영자는 다음과 같이 의문을 제기했다. '지금 국가는 지역포괄케어시스템의 구축을 전면적으로 밝히고 있고 여러 곳에서 그 단어가 나오지만, 말하는 사람마다 독자적으로 지역포괄케어시스템을 해석하고 있고, 개념이 통일되어 있지 않다고 느끼고 있습니다. 국가, 도도부현, 시정촌, 구상구역(構想区域) 등 지역 단위마다 의료 · 개호의 직종마다 지역포괄케어시스템 구축을 위해 추진해야 할 내용은 다르겠지만, 그렇다고 해도 지역포괄케어시스템을 말하는 사람마다 생각이 다르다는 인상을 강하게 받고 있습니다. 누가 깃발을 흔들고, 누가 어디서 무엇을 할지가 보이지 않아, 일부 전문직들만이 쓰는 용어가 되어있는 것은 아닐까 걱정이 됩니다.'

지역포괄케어시스템이라는 용어가 정부 관련문서에서 처음 쓰인 것은 2003년에 발표된 고령자개호연구회(후생노동성 노건국장의 사적 검토회)의 보고서 「2015년의 고령자개호: 고령자의 존엄을 지원하는 케어의 확립을 위해서」이니 꽤 오랜 역사를 갖는다. 하지만 이 용어가 법적으로 정의된 것은, 그로부터 정확히 10년 후인 2013년 12월에 성립한 〈사회보장개혁 프로그램법〉(제4조 4항)과 2014년 6월에 성립한 〈의료개호 종합확보추진법〉(제2조)에서인 것은 이미 누차 설명했다. 하지만 '지역의 실정에 따라, 고령자가 가능한 한 정든 지역에서 그 가진 능력에 따라 자립적인 일상생활을 영위할 수 있도록, 의료·개호, 개호예방, 거주지 및 자립적인 일상생활의 지원이 포괄적으로 확보되는 체제'라는 규정은 이념 규정이며, 이 조문을 읽어서는 지역포괄케어시스템의 구체적 이미지가 잘 떠오르지 않는다.

　여기에서는 지역포괄케어시스템이 왜 이해하기 어려운 것인지 3가지 이유를 들어 설명하겠다. 결론부터 말하자면 지역포괄케어시스템의 실제 모습은 시스템이 아니고 네트워크이며, 전국 일률적인 통일된 개념은 없고, '누가 깃발을 흔들지'는 지역에 따라 다르기 때문이다.

(1) 이유 1 : 개념과 범위의 설명이 계속 변화, 진화하고 있는 점

　첫 번째 이유는, 지역포괄케어시스템이라는 용어가 2003년에 나온 이후 지금까지 그 개념·범위에 대한 설명이 계속 변화하고 있는 점이다. 2003년의 「2015년의 고령자개호」는 지역포괄케어시스템의 확립을 처음으로 제기했다. 그러나 그것은 새로운 개호서비스 체계의 일환이었기 때문에 당연히 그 당시는 지역포괄케어시스템은 개호서비스가 핵심인 것으로 여겨졌다. 2008년도에 발족하여 현재까지도 지역포괄케어시스템의 개념 확립과 보급에 크게 공헌하고 있는 지역포괄케어연구회(다나카시게루 좌장)의 일련의 보고서(2008, 2009, 2012, 2013년의 보고서)를 보면 지역포괄케어시스템에 대한 설명이 꽤 변화하고 진화되어 왔음이 확인된다. 「2008·2009년도의 보고서」는 지역포괄케어시스템의 포괄적인 정의를 처음으로 제시한 것인데, 2003년의 「2015년의 고령자개호」가 개호서비스를 핵심이라고 한 것과 달리, '니즈에 맞

제2장 | 지역포괄케어시스템의 실현

73

는 주택이 제공되는 것'이 기본이라고 하면서 동시에 의료나 개호 등의 여러 서비스를 동격에 두었다. 다만, 여기에서 의료는 진료소, 방문진료에 한정되고 고령자시설에 대해서도 평가가 부정적이었다. 이 시점에 후생노동성은 지역포괄케어시스템을 나타내는 개념도로서 5개의 서비스(의료·개호, 개호예방, 거주지, 일상생활의 지원)를 단순히 늘어놓는 '오륜도'를 사용하고 있었다.

이에 반해 「2012년도의 보고서」는 5개의 서비스를 입체적으로 배치하면서 그 기초에 '본인, 가족의 선택과 각오'를 두는 유명한 '화분도(그림 5)'를 제시했다. 이 그림에서는 가족의 범위가 어디까지인지에 대한 설명은 없었지만, 다나카시게루 회장은 최근 가족은 '배우자'·'인생의 파트너'만을 상정하며 '독립 가계를 영위하는 자녀는 별도의 주체'인 것으로 설명하고 있다.[2] 「2013년도의 보고서」에서는 과거 3회의 보고서와 달리 급성기병원과 입소시설의 적극적인 역할을 처음으로 인정하고, 더 나아가 재택에서의 종말기 케어뿐만 아니라 의료기관과 입소시설에서의 종말기 케어의 의의를 강조했다.

지역포괄케어연구회의 이러한 지역포괄케어시스템의 개념·범위에 대한 설명의 변화·진화는 합리적인 것이다. 그러나 4개의 보고서를 모두 읽는 행정 관계자나 의료·복지 관계자는 많지 않기 때문에 지역포괄케어시스템이 재택케어에 편중되어 있고, 병원이나 입소시설의 역할을 부정하고 있다는 오해가 아직도 남아 있는 것 같다.

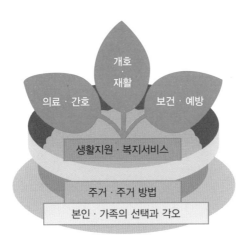

〈그림5〉 지역포괄케어 개념도 '화분도'

개호
·
재활

의료 · 간호

보건 · 예방

생활지원 · 복지서비스

주거 · 주거 방법

본인 · 가족의 선택과 각오

(2) 이유 2 : 실제로는 '네트워크'인데 이름은 '시스템'으로 지어진 데 따른 혼선

두 번째 이유는, 지역포괄케어시스템의 실제의 모습은 '네트워크'임에도 불구하고, '시스템'이라고 명명된 것이다. 후생노동성 담당자는 항시 지역포괄케어시스템의 기본방침은 전국 일률적이지 않고, 각 지역에 따라 다르다고 설명하고 있다. 이는 2003년에 이 용어가 처음 제창된 이후 일관된다(중략).[22] 그러나 시스템(제도 · 체제)이라는 용어는 국가가 법률 또는 그에 근거한 통지 등에 의해 전국의 일률적인 기준을 작성하고 도도부현과 시정촌, 의료기관 등이 이를 따르는 것을 연상시킨다. 따라서 지자체 관계자나 의료 · 복지 관계자에게 국가가 머

---

22) 역주: 역사적 기원에 관한 설명은 본서의 여러 곳에 반복되고 있어서 앞이나 뒤에서 설명되는 내용은 옮기지 않았다.

지않아 지역포괄케어시스템의 청사진을 보여줄 것이라는 오해와 환상, 의존심을 주었고, 지금도 주고 있다고 생각된다.

지역포괄케어시스템의 명명자는 히로시마현 공립 미츠기종합병원 원장인(당시) 야마구치노보루(山口昇)이고, 후생노동성이 그것을 차용한 것이 틀림없다. 하지만 '미츠기 방식'은 모든 것이 공립인 시설, 사업으로 구성되었고, 더욱이 일원적으로 운영되고 있는 병원을 핵심으로 한 (병원 기반의)시스템이었다. 그런데 후생노동성이 2000년대 초반에 상정하고 있던 지역포괄케어시스템의 모델은 오노미치시(尾道市)의사회(카타야마 히사시(片山壽) 회장, 당시)의 의료와 복지·개호의 연계사업(네트워크)이었다. 이를 지칭하면서 시스템이라는 단어를 선택한 것이 그 후 지역포괄케어에 대한 이해를 어렵게 하고 오해를 조장했던 것으로 보인다. 그리고 2000년대 초반에는 전국의 최첨단 모델이라고 평가되고 있던 '미츠기 방식'도, 오노미치시의사회 방식도 카리스마적 지도자(야마구치 및 카타야마 의사)가 일선에서 물러난 뒤부터 큰 곤란에 직면하고 있다고 한다.

2013년 8월에 발표된 「사회보장제도개혁국민회의 보고서」는 의료와 개호의 동시적 개혁을 실현하기 위한 '지역포괄케어시스템이라고 하는 네트워크'를 제기했다. 2015년 6월에 발표된 사회보장제도개혁추진본부의 의료와 개호 정보의 활용에 의한 개혁의 추진에 관한 전문조사회 「제1차 보고」는, '지역포괄케어시스템'과 '의료·개호의 네트워크'를 거의 같은 의미로 사용하고 있다.

(3) 이유 3 : 보건의료계와 (지역)복지계라는 2개의 원류가 개념의 분열을 빚고 있는 점

　세 번째 이유로, 지역포괄케어의 원류에는 보건의료계와 (지역)복지계의 두 가지가 있지만, 일부의 지역을 제외하고는 양자의 교류는 거의 없는 점을 들 수 있다. 연구자의 세계도 종적 관계에 있어, 의료계의 연구자는 보건의료계의 지역포괄케어의 분석과 소개를, 복지계의 연구자는 복지계의 지역포괄케어의 분석과 소개만을 하는 경향이 있다. 이것이 지역포괄케어에 대한 구체적 이미지나 개념의 분열을 만들어 낸 것으로 생각된다. 필자는 의료경제, 정책학의 연구자이다. 하지만 일본복지대학에 오랜 세월 근무했고 복지계 연구자와도 일상적으로 연구교류를 하고 있기 때문에 일찍부터 2개 원류의 존재를 눈치 채고 있었다. 필자는 1996년에 '보건 · 의료 · 복지 복합체'의 전국조사를 시작했는데, 여기에는 의료계와 복지계 양쪽의 지역포괄케어의 원류라고 할 수 있는 그룹이 포함되어 있었다.

　앞으로는 지자체 관계자도, 지역의 실천자도, 연구자도, 의료나 복지의 울타리를 넘어 '의료 · 개호 · 복지의 네트워크'라고 하는 의미로서의 지역포괄케어의 구축을 목표로 할 필요가 있다고 생각된다.

제2절 지역포괄케어시스템의 행정적 기원

지역포괄케어시스템은 처음에는 개호보호험제도 개혁의 일환으로 제기되었으나 그 후 개념이 변화·확대되어 현재는 의료제도와 개호제도의 동반 개혁의 대명사가 되었다.[23] 그렇다고 국가가 모든 것을 계획하고 준비해서 지역포괄케어시스템을 착착 진행해온 것은 아니다. 필자는 졸저『TPP와 의료의 산업화』나『아베정권의 의료·사회보장개혁』에 수록된 논문 등에서 지역포괄케어시스템의 이념이 변화·진화해왔음을 강조한 바 있다.[21] [22] [23] [24]

여기서는 2000~2014년에 발표·결정된 각종 정부(관련) 문서와 개호보험법 등의 법 개정, 사회보장심의회 개호보험부회·의료부회의 의사록·자료 및 의료·개호전문지에 게재된 후생노동성 관료의 발언 등을 망라하여 검토한다.

제도는 역사적 산물이다. 향후의 지역포괄케어시스템을 꾸려감에도 지역포괄케어시스템의 이러한 기원과 진화를 고려할 필요가 있다. 이러한 역사성을 무시하고 주관적으로 이상에 치우친 '지역포괄케어의 시스템의 가야 할 방향(또는 '고유의' 지역포괄케어시스템)'을 논하는 것은 그다지 도움이 되지 못한다.

---

23) 지역포괄케어시스템은 이제 국책(国策)이라고도 불리고 있다. 국가의 공식표현이 아니지만, 후생노동성의 우츠노미야오사무(宇都宮啓) 보험국 의료과장이 2012년 10월 4일, 일본의사회의 사회보험지도자 강습회에서 '국책(国策)'이라고 처음 언급한 바 있다(『주간 사회보험』 2012년 10월 15일호: 32쪽).

1. 2003년의 「2015년 고령자 개호」에서 처음 등장

지역포괄케어시스템이 정부(관련) 문서에 처음 등장한 것은 2003년 6월에 발표된 고령자개호 연구회(후생노동성 노건국장의 사적 검토회)의 보고서 「2015년의 고령자 개호: 고령자 존엄을 지원하는 케어의 확립을 향하여」이다. 보고서의 Ⅲ. 2 '생활 지속성을 유지하기 위한 새로운 개호서비스 체계'의 (4)에서 '지역포괄케어시스템의 확립' 이슈가 제기되었다. '요개호 고령자의 생활을 가능한 한 계속 지원하기 위해서는 각각의 고령자의 상황과 그 변화에 따라 개호서비스를 핵심으로 의료서비스를 비롯한 여러 가지 지원이 지속적이고 포괄적으로 제공되는 구조가 필요하다'라고 하였다. 이처럼 지역포괄케어시스템은 어디까지나 개호보험제도 개혁인 것이고 개호서비스가 핵심이었다.

나카무라슈이치(中村秀一) 노건국장(당시)은 이 보고서가 발표된 직후에 가진 대담에서 지역포괄케어시스템의 중요성을 강조하며 '지역포괄케어시스템은 그야말로 지역의 실정에 맞는 다양한 시스템이 있을 수 있어서 좋다'라고 설명했다.[25] 카토리데루유키(香取照幸) 노건국 진흥과장도 '지역포괄케어 체제의 구축'을 특집으로 다룬 잡지의 권두 인터뷰에서 '지역포괄케어는 지역의 힘을 엮는 도달점'이라고 평가함과 동시에 '개호보험만으로 고령자를 지원하는 것은 불가능하다. (중략) 지역 네트워크 전체에서 한 사람 한 사람을 지원해 나가는 관점'의 필요성을 강조했다.[26] 당시 후생노동성 내에서 지역포괄케어시스템을 추진한 나카무라와 카토리가 모두 전국 일률적인 시스템을 부정하고 '지역의 실정에 맞는 여러 가지 시스템', '지역 네트워크'를 강조하고 있었다는 것은 주목할 만하다. 또한 카토리데루유키의 인터뷰에는 지역포괄케어시스템에 관한 첫 개념도도 게재되었다.

2. 2004~2008년은 '법적 · 행정적 공백기'[24]

「2015년의 고령자 개호」에서 제기된 여러 가지 개혁 가운데 '개호예방, 재활의 충실'이나 '치매성 고령자 케어' 등은 사회보장심의회 개호보험부회에서의 토론과 의견의 정리를 거쳐서 2005년 6월에 성립된 〈개호보험법 제1차 개정〉에서 도입되었다(전면시행은 2006년 4월).

그러나 지역포괄케어시스템에 관해서는 의외로 제3회 개호보험부회(2003년 7월)에 조금 거론된 이후 2008년 2월 제24회 부회(2009년 정권교체 진 마지막 부회)까지 5년간 전혀 거론되지 않았다. 개호보험법 제1차 개정에 앞서 개호보험부회가 2004년 7월에 정리한 「개호보험제도 재검토에 관한 의견」에도 지역포괄케어시스템에 관한 기록은 없으며, 당연히 개호보험법 1차 개정에도 포함되지 않았다(지역케어, 포괄적 케어라는 표현은 있었다). 나카무라 국장은 법 개정에 앞서 개호보험부회의 의견과 법 개정의 포인트에 관해 설명하였으나 여기에도 지역포괄케어시스템은 포함되지 않았다.[27] [28]

사실은 개호보험부회의 의견에서는 '지역포괄케어센터(가칭)'의 창

---

24) 이 기간을 지역포괄시스템의 '법적 · 행정적 공백(정체)기'라고 평가했지만, 이 기간에도 전국의 많은 지역에서 지역의 실정에 맞는 지역포괄케어시스템 · 지역 네트워크 만들기가 이루어졌고 그에 대한 지역포괄케어시스템에 관한 논문, 리포트도 다수 발표되었다. CiNii(국립정보연구소의 논문 데이터베이스)에서 '지역포괄케어시스템'을 키워드로 하여 검색한 결과 1999~2003년 5년은 21개 논문밖에 없었지만 2004~2008년 5년에는 그 6.2배인 131개 논문이 검색되었다(2015년 1월 27일 검색). 논문 테마를 보면 1999~2003년에는 유명한 히로시마 공립 미츠기종합병원의 실천 리포트 등 대부분이 의료기관을 중심으로 한 대응에 관한 논문이었으나, 2004년 이후에는 지자체, 지역포괄지원센터, 사회복지협의회, 사회복지법인, 개호보험사업자 등 다양한 주체의 대응에 관한 논문이 급증하고 있었다.

설이 제안되고 그것은 개호보험법 제1차 개정에 포함되었다. 하지만 그 기본기능은 '종합적인 상담 매니지먼트 기능', '개호예방 매니지먼트', '포괄적·지속적인 매니지먼트'에 한정되었다. 법 개정에 관한 후생노동성의 설명문서인 「새로운 서비스 체계의 확립」에서는 '지역포괄케어센터(지역포괄케어시스템)의 이미지'도가 포함되었으나 그 구성요소에 의료는 포함되어 있지 않았다.

또한 사회보장심의회 의료부회는 2005년 12월에 의료제공체제에 관한 의견을 정리하였는데, '개호보험 등의 다양한 정책과의 적절한 역할분담·연계를 도모하며 재택의료가 환자·가족이 희망하는 경우에 선택지가 될 수 있는 체제를 지역에서 정비한다'라는 등, 내용적으로는 지역포괄케어시스템에 관한 제언이 포함되어 있으나 지역포괄케어라는 용어는 사용되지 않았다.

2008년 5월에는 개호서비스 사업자의 부정 방지와 개호사업운영의 적정화를 목표로 한 〈개호보험법 제2차 개정〉이 성립하여 시행되었다. 그러나 여기에도 지역포괄케어시스템에 대한 언급은 없었다.

이처럼 2004~2008년의 5년간은 지역포괄케어시스템의 '법적·행정적 공백기'라고 할 수 있다. 이 시기 중 2004~2006년은 고이즈미 내각이 의료·개호비를 중심으로 한 엄격한 사회보장비 억제정책을 단행한 시기이다. 그 상징이 2006년 6월에 내각회의에서 결정되어 발표된 경제재정자문회의 기본방침에서 사회보장비(국고부담) 자연증가분을 향후 5년간 매년 2,200억 엔씩 줄이는 방침이었다. 하지만 그 이전에도 매년 비슷한 규모의 비용억제가 이루어졌다.

후생노동성은 이 기간에 개호보험시설의 식비·병실차액의 본인

부담화, '新예방급여'의 도입에 따른 개호급여비 억제, 개호요양병상의 (갑작스런) 폐지방침, 개호보험 피보험자의 20세 확대 (이는 실현되지 않음) 등을 쫓기다시피 입안했다. 더욱이 2007년에는 최대의 개호사업자인 콤슨의 사건이 사회문제가 되면서, 후생노동성은 이에 대응한 개혁(2008년 개호보험법 제2차 개정)에 쫓기게 되었다. 이로 인해 후생노동성은 지역포괄케어시스템의 구체화까지는 손이 가지 않았을 가능성이 있다.

이러한 법적 · 행정적 공백기는 '평성(平成)의 대합병' 시대이기도 해서 시정촌 합병이 진행되고 있었지만 행정이 광역화되었다고 개호보험 사무의 업무 부담이 줄어드는 것은 아니었다. 그래서 후생노동성의 개호보험실무 담당자는 〈2005년 개호보험법 제1차 개정〉으로 시정촌의 개호사업 부담이 늘어있는 상황에서, 업무 부담을 더하게 될 지역포괄케어시스템의 구체화 작업까지 내디딜 수 없었을 것이다.

3. 2009 · 2010년의 「지역포괄케어연구회 보고서」에서 부활

실은 2008년 6월에 발표된 「사회보장국민회의 중간보고」에서는 병원기능의 효율화와 고도화, 지역에서의 의료기능 네트워크화, 지역에서의 의료 · 개호 · 복지의 일체적 제공(지역포괄케어)의 실현이 제안되었다. 동시에 발표된 「사회보장국민회의 제2분과회 중간보고서」에는 지역포괄케어에 관하여 더 자세한 기술이 있었다. 하지만 두 곳 모두 '지역포괄케어시스템'이라는 표현은 쓰지 않았고, 동년 11월에 발표된 「사회보장국민회의 최종보고」도 지역포괄케어(시스템)에 관한 언급이 전혀 없었다.

'지역포괄케어시스템'이 후생노동성 내에서 부활·복권한 것은 '지역포괄케어연구회'(노인보건건강증진 등 사업으로 다나카시게루(田中滋) 교수가 좌장)가 2009년 5월과 2010년 5월에 보고서를 발표한 이후이다. 이때는 2009년 9월에 민주당 정권이 성립한 전후의 시기로 후쿠다·아소 자민당 내각, 하토야마 민주당 내각 모두 고이즈미 내각과는 반대로 사회보장 기능의 강화를 정책의 큰 기둥으로 하고 있었다.

2009년의 「지역포괄케어연구회(2008년도, 제1회) 보고서」는 지역포괄케어시스템에 대한 정의를 처음으로 제시했다. '니즈에 맞는 재택이 제공되는 것을 기본으로 하고, 생활상의 안전·안심·건강을 확보하기 위해, 의료 및 개호뿐만 아니라 복지서비스를 포함한 다양한 생활지원 서비스가 일상생활의 장소(일상생활권역)에서 적절하게 제공되도록 하는 지역에서의 체제.' 2003년의 「2015년의 고령자 개호」가 개호서비스를 핵심으로 한 것과 달리 본 보고서는 니즈에 맞는 재택이 제공되는 것을 기본으로 함과 동시에 의료 및 개호 등의 여러 서비스를 동격으로 자리매김했다. 더욱이 전술한 나카무라 국장이나 카토리 과장과 마찬가지로 '지역포괄케어시스템은 전국 일률의 획일적인 시스템이 아니고, 지역 나름의 특성에 맞게 구축되어야 한다'라고 강조했다.

미야지마토시히코(宮島俊彦) 노건국장은 「2009년 보고서」 발표 직후부터 '지역포괄케어를 추진한다'라는 것을 여러 기회에 표명했다.[31] 「2009년 보고서」가 발표된 2009년 5월에는 〈고령자 거주의 안정 확보에 관한 법률〉이 개정되어 국토교통성과 후생노동성 공동소관으로 되었다. 이에 따라 스이즈시게미(水津重三) 노건국 고령자지원과장은 향후 지역포괄케어의 실현을 위해 지자체의 복지부국과 주택부국의 연계

제2장 | 지역포괄케어시스템의 생성

정책이 추진될 것을 기대했다.[31]

2010년 5월에 발표된 「지역포괄케어연구회 제2회 보고서」는 본문만으로 55항의 대작(2009년 보고서는 28항 2부)으로, '2025년 지역포괄케어시스템의 모습'과 그 '구축을 위한 당면 개혁 방향'을 세부적으로 제시하여, 그 이후 지역포괄케어시스템에 대한 표준 문건이 되었다.

4. 2011년 개호보험법 개정의 이념적 규정

개호보험부회는 2009년 민주당정권 성립 전후의 2년 3개월간 아예 개최되지 않았으나 민주당정권 성립 후에 처음으로 개최되었던 2010년 5월과 6월의 제25, 26회 부회(회장 야마사키 야스히코(山崎泰彦))에서 지역포괄케어연구회 보고서를 둘러싸고 활발하고 긍정적인 논의가 있었다. 그 결과 2010년 11월의 개호보험부회 「개호보험제도의 재검토에 관한 의견」에서는 '지역포괄케어시스템의 필요성'이 처음으로 제기되어 지역포괄케어시스템의 정의로 지역포괄케어연구회 보고서의 정의가 그대로 인용되었다.

이 의견에 기초하여 2011년 6월에 성립한 〈개호서비스의 기반강화를 위한 개호보험법 등의 일부를 개정하는 법률〉(2012년 4월 시행. 개호보험법 제3차 개정)에서는 다음과 같이 지역포괄케어시스템에 관한 이념적 규정이 도입되었다. '국가 및 지방공공단체는 피보험자가 가능한 한 정든 지역에서 그가 가진 능력에 따라 자립적인 일상생활을 영위할 수 있도록, 보험급여에 관계된 보건의료서비스 및 복지서비스에 관한 시책, 요개호 상태 등의 예방, 요개호 상태 등의 경감 또는 악화 방지를 위한 시책 및 지역에서의 자립적인 일상생활의 지원을 위한 시책

을 의료 및 거주에 관한 시책과의 유기적인 연계를 도모하며 포괄적으로 추진하도록 노력하여야 한다.'

이 규정에는 '지역포괄케어시스템'이라는 표현은 사용되지 않았으나, 법 개정과 같은 날 나온 노건국장통지 「개호서비스의 기반강화를 위한 개호보험법 등의 일부를 개정하는 법률 등의 공포에 관해서」에서는 법 '개정의 취지'로 '고령자가 정든 지역에서 안심하고 계속 살아가기 위해서는 의료·개호, 예방, 주거, 생활지원 서비스를 끊김 없이 제공하는 지역포괄케어시스템의 구축이 필요하다'라고 명기되어 있다. 이후 지역포괄케어는 '의료·개호, 예방, 주거, 생활지원 서비스' 5가지 요소로 구성되는 것이 확정되었다. 다만, '통지'에는 의료에 관한 구체적인 기술은 없었다.

이듬해인 2012년 2월에 노구치 민주당 내각이 내각회의에서 결정한 「사회보장·세금 일체개혁에 대해」의 '의료·개호 등'에서는 '의료서비스 제공체제의 제도개혁'과 '지역포괄케어시스템의 구축'이 동격으로 자리매김했다. 내각회의 결정에 지역포괄케어시스템이라는 용어가 포함된 것은 이것이 처음인 것으로 생각된다.

위와 같은 개혁을 근거로 하여 우츠노미야오사무(宇都宮啓) 보험국 의료과장은 2012년 10월, 일본의사회의 사회보장지도자 강습회에서 다음과 같이 설명하면서 지역포괄케어는 '국책(国策)'임을 명확히 했다.[32] '지역포괄케어시스템은 작년의 개호보험법 개정 취지에서도 다루어졌다. 또한 사회보장·세금 일체개혁 중에도 '2025년 지역포괄케어시스템의 구축을 목표로 한다'는 언급이 있다. 즉, 이는 국가로서의 목표, '국책'이다.' 미야지마토시히코(宮島俊彦) 전 노건국장도 '법률상으로는 2012년이 지역포괄케어의 원년이 되는 것'이라고 주장했다.[33] 다만, 국책과 원년이라는 용어는 후생노동성 고위 관료들이 강조한 표현이지, 공식 정부문서에서 사용된 것은 아니다.

5. 2013년의 「국민회의 보고서」가 의료와 개호의 일체화를 주장

2009·2010년의 「지역포괄케어연구회 보고서」는 지역포괄케어시스템의 의료로 진료소 수준을 상정하고 있었다. 또한 「2010년 보고서」는 종말기를 포함하여 '병원 등에 의존하지 않고 정든 지역에서의 생활을 계속'함을 강조했다. 더욱이 '시설을 일원화하여 최종적으로는 주택으로서 자리매김하고 필요한 서비스를 외부에서도 제공하는 구조로 해야 한다'라고도 주장하였고, 이에 대해 노인복지시설협의회(노시협)는 '특별양호노인홈 해체론'이라며 극력 반발했다.[34]

2013년 5월 3년 만에 발표된 「지역포괄케어연구회(2012년도, 제3회) 보고서」는 지역포괄케어시스템의 5가지 구성요건의 표현을 정교화함(개호·재활, 의료·간호, 보건·예방, 복지·생활지원, 주거와 주거방식)과 동시에, 이 5가지의 구성요건을 기초로 하여 새롭게 '본인·가족의 선택과 각오'를 추가했다. 또한 「2009·2010년 보고서」의 '특별양호노인홈 해체론'적 표현은 삭제하고 반대로 개호보험시설에 대해서는 '중도(重度)의 요개호자를 중심으로 지역의 개호서비스를 제공하는 중요한 역할을 담당하고 있다'라는 긍정적인 평가를 추가했다. 반면 의료에 관해서는 여전히 재택의료만을 상정하고 병원의 역할은 언급하지 않았다.

한편으로, 2012년에 후생노동성 관료들(카토리데루유키(香取照幸)

정책통괄관, 다케다토시히코(武田俊彦) 사회보장담당참사관, 스즈키야스히로(鈴木康裕) 보험국의료과장)은 지역포괄케어시스템에서 병원·의료법인의 역할을 강조하는 발언을 잇달아 했다.[35] 특히 카토리는 2012년 6월 일본만성기의료협회 총회 강연에서 지역포괄케어시스템의 이념에 '입원기능을 가진 병원을 포함하는 것이 필요함', '지금까지는 유상진료소와 같은 20병상 정도의 소규모 서비스를 생각해 왔지만 조금 더 큰 규모도 고려해야 함'을 분명히 했다(「일본의사신보」 2012년 7월 7일호 : 22쪽).

2013년 8월에 발표된 「사회보장제도개혁국민회의 보고서」는 지역포괄케어시스템과 의료와의 연계를 강조했다. 동 보고서에서는 지역포괄케어시스템(의 구축)을 15회나 언급하였으나 대부분 그것이 '의료기능의 분화·연계'임을 병기하고, 덧붙여 '의료의 개혁과 개호의 개혁은 문자 그대로 일체로 개혁해야 한다', '지역포괄케어시스템은 개호보험제도의 틀 안에서는 완결되지 못한다'는 점을 강조했다. 더욱이 동 보고서는 '지역포괄케어시스템이라는 네트워크'라는 직접적인 표현으로 상징되듯이 지역포괄케어를 시스템이 아닌 네트워크로 위치 지웠다.

잘 알려진 바와 같이 「국민회의 보고서」는 과거의 치료하는 의료·병원완결형 의료에서 초고령 사회에 맞는 '치료하고·지원하는 의료', '지역완결형 의료'로의 전환을 제창했다. 이는 의료계·의료기관에 '지역포괄케어시스템' 구축에 적극적으로 참여해달라고 요구하는 메시지라고 할 수 있다.

「국민회의 보고서」가 '지역포괄케어시스템'에서 의료의 역할을 강조한 것은 일본의사회도 환영했다. 2013년 8월의 제46회 개호보험부회는 국민회의 보고서와 지역포괄케어시스템의 구축에 관해 집중적으로 토론하였는데, 타카스기노리히사(高杉敬久) 일본의사회 상임이사는 다음과 같이 발언했다. '필자는 개호보험부회 참석이 2년째이다. 의료와 개호가 구별되지 않을진대 드디어 의료가 논의되었다는 것에 조금 감동을 한다. 이번 국민회의의 결론에도 그것이 듬뿍 담겨 있다. 이제부터는 정말로 의료도 개호도 융합하지 않으면 안 된다'고 했다.

6. 2013년의 사회보장개혁프로그램법에서 처음으로 법적 정의

「국민회의 보고서」의 제언에 따라 2013년 12월 5일에 성립한 〈지속 가능한 사회보험제도의 확립을 도모하기 위한 개혁 추진에 관한 법률〉(사회보장개혁프로그램법)에서는 지역포괄케어시스템의 법적 정의가 처음으로 도입되었다. '의료제도'에 관한 제4조 4는 '지역의 실정에 따라 고령자가 가능하면 정든 지역에서 그 사람이 가진 능력에 따라 자립적인 일상생활을 영위할 수 있도록, 의료·개호, 개호예방(요개호 상태 또는 요지원 상태의 예방 또는 요개호 상태 또는 요지원 상태의 경감 또는 악화 예방), 주거 및 자립적인 일상생활 지원이 포괄적으로 확보되는 체제'로 규정했고, 〈개호보험제도〉에 관한 제5조 2-1도 지역포괄시스템을 다루었다.

동 법의 성립 직후인 2013년 12월 27일에 발표된 사회보장심의회 의료부회 「의료법 등의 개정에 관한 의견」에서는 의료부회의 공식문서로는 처음으로 지역포괄케어시스템에 대해 언급했다. 또한 '의료기능의 분화·연계'와 '지역포괄케어시스템의 구축에 이바지하는 재택의료 추진'을 한 세트로 그리고 동격으로 제기했다.

이어서 2014년 4월 〈진료보수개정〉에서는 급성기 이후의 수용을 시작으로 하는 지역포괄케어시스템을 지원하는 병동이 충분히 제공될 수 있도록 지역포괄케어병동입원료가 신설되었다. 진료보수 점수표에 지역포괄케어 등의 용어가 사용된 것은 이것이 처음이다.

더욱이 2014년 5월에 발표된 「지역포괄케어연구회(2013년도, 제4회) 보고서」는 종전의 보고서에서 제안되었던 내용을 3가지 수정하였다. ① 급성기 의료·병원의 역할을 처음으로 명시했다. ② 재택과 의료기관 양쪽에서 '종말기 케어'를 처음으로 강조했다. ③ 입소시설을 중도(重度) 환자의 거주지로 적극적으로 자리매김했다.[24]

마지막으로 2014년 6월에 성립한 〈지역에서의 의료 및 개호의 종합적인 확보 촉진에 관한 법률〉(의료개호 종합확보추진법)은 제1조(목적)에서 '지역에서의 효율적이고 질 높은 의료제공체제를 구축함과 동시에 지역포괄케어시스템을 구축한다'라는 것을 명기하고 제2조에서 사회보장개혁프로그램법의 지역포괄케어시스템에 대한 정의를 재수록했다. 2013·2014년의 정부문서와 법 개정으로 지역포괄케어시스템은 병원의료를 포함한 의료·개호 일체개혁의 중심축이 되었다고 할 수 있다.

문헌

[1] 二木立 ‘『地域包括ケアシステム』の法・行政上の出自と概念拡大の経緯を探る’『文化連情報』444号: 20-28,2015。【本章第 2 節】

[2] 千田敏之 ‘沢内病院　かつての地域医療のお手本は今’『日経メディカル』2015年5月号: 33-36,2015。

[3] 小林甲一・市川勝 ‘『高齢者保健福祉』から『地域包括ケア』への展開－医療・介護の連携をめぐって’『名古屋学院大学論集 社会科学篇』50(1):1-20,2013。

[4] 小林甲一・市川勝 ‘医療主導による地域包括ケアシステムの形成と展開－広島県尾道市におけるモデル構築を事例に’『名古屋学院大学論集 社会科学篇』51(3):1-18,2015。

[5] 山口昇 ‘地域包括ケアのスタートと展開’。高橋紘士編『地域包括ケアシステム』オーム社,2012,12-37頁。

[6] 川越雅弘 ‘我が国における地域包括ケアシステムの現状と課題’『海外社会保障研究』162号: 4-15,2008。

[7] 片山壽『父の背中の地域医療』社会保険研究所,2009。

[8] 二木立『21世紀初頭の医療と介護』勁草書房,2001,195-197頁。

[9] 二木立『保健・医療・福祉複合体』医学書院,1998。

[10] 二木立 ‘日本の保健・医療・福祉複合体の最新動向と『地域包括ケアシステム』’。二木立『ＴＰＰと医療の産業化』勁草書房,2014,165-180頁。

[11] 武田俊彦 ‘医療保険度制度改革’『社会保険旬報』2605号: 12-18,2015。

[12] 二木立 ‘リハビリテーション医に必要な医療経済・政策学の視点と基礎知識’『文化連情報』436号: 16-24,2014。【本書第 5 章第 1 節】

[13] 筒井孝子 ‘地域包括ケアシステムに関する国際的な研究動向’。高橋紘士編『地域包括ケアシステム』オーム社,2012,38-56頁

[14] 二木立 ‘『骨太方針2015』の社会保障費抑制の数値目標をどう読むか’『日本医事新報』4760号: 17-18,2015。【本書第 3 章第 5 節】

[15] 二木立『安倍政権の医療・社会保障改革』勁草書房,2014。

[16] 二木立 ‘2014年『地域包括ケア研究会報告書』をどう読むか？’『日本医事新報』4703号: 15-16,2014。【本章第 3 節】

[17] 田中滋 ‘第20回日本慢性期医療学会福井大会報告’2013年1月10日(http://manseiki. net/?p=1832&print=1)。

[18] 筒井孝子 ‘地域包括ケアシステムにおける病院看護部門の今後のあり方’『病院』74(5):326-331,2015。

[19] 猪飼周平『病院の世紀の理論』有斐閣,2010,205～232頁。

[20] 斉藤弥生『スウェーデンにみる高齢者介護の供給と編成』大阪大学出版会,2014,187-188頁。

[21] 二木立 ‘日本の保健・医療・福祉複合体の最新動向と『地域包括ケアシステム』’『文化連情報』2012年3月号（408号）: 28-35頁（『ＴＰＰと医療の産業化』勁草書房,2012,第4章第3節）。

[22] 二木立 ‘医療・社会保障政策とリハビリテーション医療・ケアの行方’『地域リハビリテーション』2012年3月号（7巻3号）: 212-213頁（上掲書第4章第3節補論）。

[23] 二木立 ‘地域包括ケアシステムと医療・医療機関の関係を正確に理解する’『文化連情

報』2013年3月号（420号）：12-16頁（『安倍政権の医療・社会保障改革』勁草書房,2014,第3
章第1節）。

[24] 二木立'2014年『地域包括ケア研究会報告書』をどう読むか？'『日本医事新報』2014年6
月14日号（4703号）：15-16頁。［本章第3節］

[25] 中村秀一・石川治江'2015年の高齢者ケア－高齢者介護研究会の報告書を受けて'『介護
保険情報』2003年8月号:6-11頁。

[26] 香取照幸'地域包括ケアは地域の力を紡いだ到達点'『介護保険情報』2004年2月号：7-9
頁。

[27] 中村秀一'［社会保障審議会介護保険部会］報告書のポイントと介護保険制度改正のゆく
え'『介護保険情報』2004年9月号：7-9頁。

[28] 中村秀一'介護保険法改正案のポイントは何か'『介護保険情報』2005年3月号：18-21頁。

[29] 宮島俊彦'地域包括ケアを推進するために～研究会報告を受けて'『介護保険情報』2009年
7月号：20-23頁。

[30] 全国介護保険・高齢者保健福祉担当者会議'（2010年3月5日）での宮島俊彦老健局長挨拶。
『介護保険情報』2010年4月号：6-9頁。

[31] 水津重三'地域包括ケアの実現に向け総合企画力の発揮に期待'『介護保険情報』2009年10
月号:8-11頁。

[32] 宇都宮啓'地域包括ケアシステムと医療・介護の連携'『週刊社会保障』2012年10月15日
号：32-33頁。

[33] 宮島俊彦『地域包括ケアの展望』社会保険研究所,2013年3月,15頁。

[34] 全国老人福祉施設協議会'特養解体はここからはじまる''全国老施協だより'No.18(平成
24年度特別号),2012。

[35] 二木立『安倍政権の医療・社会保障改革』勁草書房,2014,100-101頁。

지역포괄케어의 전개

지역포괄케어의 전개

제1절 「지역포괄케어연구회 보고서」를 통해 보는 지역포괄케어의 진화

'지역포괄케어연구회'는 다나카시게루(田中滋) 게이오대학(慶應義塾 大学)대학원 교수(당시)를 좌장으로 하여 2008년에 발족했다. 지역포 괄케어연구회는 후생노동성의 정규 위원회·검토회도, 노건국장의 사 적 간담회도 아니지만, 노인보건사업 추진비 등 보조금 노인보건건강 증진 등 사업비를 지원받아 2009년 이후, 2011년 및 2012년을 제외하 고는 매년 보고서를 발표하며 지역포괄케어시스템의 개념·이념의 확 장 및 진화를 주도해 왔다. 연구회에는 매번 노건국[25]의 담당자도 참가 하고 있으며 지금까지 발표된 일련의 보고서들은 지역포괄케어시스템 의 이념·개념 정리와 정책 형성의 진화(進化)에 중요한 역할을 해왔다.

이 보고서는 지역포괄케어시스템을 이해하기 위한 필독문헌이라고 보아 여기에서 그 주된 내용을 정리해 소개한다. 「2014년, 2015년, 2016

---

25) 역주: 후생노동성에서 고령자의료와 복지 등을 담당하는 부서.

년 보고서」를 각각 그 이전의 보고서와 비교하면서 변화된 사항을 검토
함으로써 지역포괄케어의 진화를 확인할 수 있을 것이다.

1. 「2014년도 보고서」

(1) 급성기 의료 · 병원의 역할을 명시

「2014년 보고서」는 처음으로 지역포괄케어시스템 안에 급성기 의료
나 병원의 역할을 명시했다. 「2009년~2013년 보고서」에는 지역포괄
케어시스템을 주로 개호보험제도의 틀 안에서 논하고 있었다. 2009년
의 첫 보고서에서 의료는 지역포괄케어시스템의 구성 요건에 포함되
어 있었고, 의료와 개호 등의 각종 서비스 연계도 강조되어 있었으나
그 의료는 진료소(의원급) 의료나 방문진료에 한정되어 있었다. 「2010
년 보고서」는 '2025년 지역포괄케어시스템의 모습'으로 의도적으로 병
원 등에 의존하지 않고 정든 지역에서의 생활을 지속하는 것을 의도적
으로 강조하고 있었다. 「2013년 보고서」의 '의료 · 개호의 연계를 향한
이미지' 도표에도 병원은 포함되어 있지 않았다.

이에 반해 「2014년 보고서」에서는 '지원 · 서비스를 받는 장소'를 자
택, 의료기관, 자택과 의료기관의 중간시설 3가지로 분류한 다음 급성
기 의료기관, 급성질환에 대한 대응의 중요성을 강조했다. 이는 아주
중요한 진화이다.

(2) 재택과 의료기관에서의 '종말기 케어'를 강조

2번째의 변화는 「2014년 보고서」가 처음으로 향후 사망자 수의 급

증 문제를 다루어, 사망에 대응할 재택과 의료기관 양쪽의 '종말기 케어'를 강조한 것이다. 「2009~2013년 보고서」는 개호보험제도의 틀 안에서의 논의에 머물고 있었기 때문에 향후의 후기고령자나 요개호 고령자의 급증은 강조했지만 사망자 수의 급증에 대해서는 전혀 언급하지 않았다.

「2013년 보고서」에서는 '지역포괄케어시스템의 이념'으로 새롭게 '본인과 가족의 선택과 각오'(항상 가족에게 둘러싸여 자택에서 사망할 수는 없다는 것을 개개의 주민이 이해한 상태에서 재택생활을 선택할 필요가 있다는 것)의 문제를 제기했다. 본인과 가족에게 이른바 '고독사'에 대한 각오를 요구하는 이 문제 제기는 큰 의미가 있으나 아직 이념 레벨의 제기에 머물러 있었다.

반면 「2014년 보고서」에서는 '종말기 케어'를 별도의 항목으로 하고, 더욱이 '자택에서의 종말기 케어'만이 아닌 '사망 직전까지 자택에서 머물고 최후의 2주일 정도를 의료기관 등에서 머물면서 종말기 케어를 받는 형태가 향후에도 증가한다'라고 명시했다. 현실적인 판단으로 보인다.

(3) 입소시설을 '중도(重度) 대상자를 위한 거주지'로 자리매김

3번째의 변화는 과거에 부정적으로 다루고 있었던 특별양호노인홈 등 개호보험시설(입소시설)을 「2014년 보고서」에서는 '중도(重度) 대상자를 위한 거주지'로 적극적으로 자리매김한 것이다.

「2009년 보고서」에서는 '대규모의 집약형 및 격리형 시설에서 지역생활에 밀착한 시설로의 전환'과 '시설에서 제공되는 의료·간호 서비스를 필요에 따라 외부에서 받고 재택 서비스의 일부를 시설입소자가 이용하는 체계를 검토해야 한다'라는 대담한 문제 제기를 했다(13, 22쪽). 「2010년 보고서」에서는 더 나아가서 '시설을 일원화하여 최종적으로는 재택을 주택으로 하고 필요한 서비스를 외부에서도 제공하는 구조를 만들어야 한다'(42쪽)라고 했다. '전국 노인복지시설 협의회'(특별양호노인홈 등의 개설자 단체)는 이를 '특양(특별양호노인홈) 해체론'이라고 부르고 격렬한 반대 운동을 전개했다.

이 때문인지 「2013년 보고서」에서는 서비스 외부제공론은 사라지고 거꾸로 개호보험시설을 '중도(重度)의 요개호자를 중심으로 지역의 개호서비스 제공의 중요한 역할을 담당하고 있다'(14쪽)고 긍정적으로 평가했다. 더욱이 「2014년 보고서」에서는 개호보험시설을 '중도 대상자를 위한 거주지'로 적극적으로 자리매김했다.

특히 주목되는 점은 개호보험 3시설 중 법적으로는 2017년도 말까지 폐지하기로 한 개호요양형 의료시설에 관해 「2014년 보고서」에서 '의료의존도·요개호도가 함께 높은 요개호자를 받는 시설로 기능하고 있으나 주택에서 생활하는 의료의존도가 높은 요개호자에 대해 단기요양 등을 제공하는 지원 거점으로서도 기대된다'라며 매우 높은 평가를 하고 있는 점이다.

더욱이 보고서의 참고자료 ①의 '임종·종말기 케어'(20쪽)에는 '개호요양형 의료시설에서는 다른 시설과 비교하여 터미널케어가 많다'라는 조사 결과(종래형 노인보건시설의 6배, 개호요양형 노인보건시설에 비해서도 3.2배)가 실려 있다(아마도 후생노동성 노건국의 제공자료). 필자는 이전부터 후생노동성(특히 노건국)의 속내는 향후 사망급증시대의 '수용처'를 확보하기 위해서는 개호요양병상을 폐지하는 것은 곤란하다고 생각하고 있는 것으로 추정하고 있었다. 이 자료는 그 증거일지도 모르겠다는 느낌이다.

(4) 3가지의 일관된 점, 정권교체의 영향을 받지 않는다

이상으로 「2014년 보고서」에 나타난 3가지 변화를 제시했다. 그러나 4회에 걸쳐 발간된 보고서들 사이에는 일관된 점도 적지 않다. 다음 3가지가 주목된다. 첫째, 그간의 2회의 정권교체에 전혀 영향을 받지 않았다는 점이다. 「2009년 보고서」는 아소 자민당·공명당 연립내각 때, 「2010년 보고서」는 하토야마 민주당 내각 때, 「2013년과 2014년 보고서」는 아베 자민당·공명당 연립내각 때에 발표되었으나 지역포괄케어시스템에 관한 기본적 사고방식의 변화는 전혀 없었다. 필자는 민주당 정권 발족 당시부터 의료·사회보장정책은 정권교체의 영향을 거의 받지 않는다고 지적해 왔다. 지역포괄케어시스템은 그 전형이라고 할 수 있다.

둘째, 「2009년 보고서」가 '자조(自助)·호조(互助)·공조(共助)·공조(公助)'라는 4가지 구분을 처음 제기한 이후 「2014년 보고서」까지 그구분을 일관되게 사용하는 점이다. 사실 2006년 이후 정부·후생노동성 공식문서에서는 '자조·호조·공조(公助)'라는 3가지 구분이 이용되어, 기존에 '공조(公助)'로 간주했던 사회보험을 '공조(共助)'로 바꾼 특이한 해석이 도입되었기 때문에 전통적인 '공조(共助)'(주변 이웃의 도움이나 자원봉사 등, 비공식적 상호부조)의 입지가 애매해지게 되었다(자세하게는 졸저 『아베정권의 의료·사회보장개혁』勁草書房,

2014, 제4장 제4절 '자조(自助)·공조(共助)·공조(公助)라는 표현의 출처와 의미의 변천').

셋째, 「2009년 보고서」 이후 '지역포괄케어시스템은 전국 일률의 획일적인 시스템이 아니고, 지역별 특성에 맞게 구축되어야 하는 시스템이다'(5쪽)는 것을 일관되게 강조하고 있는 점이다. 더욱이 모든 보고서가 다양한 네트워크의 형성을 강조하고 있다. 이는 아주 중요한 지적이다. 하지만 그렇다면 국가가 전국 일률적으로 정한다는 오해를 불러일으키기 쉬운 시스템이라는 용어는 피하고, 처음부터 '지역포괄케어·네트워크'로 호칭하는 것이 적절했다는 생각이다.

2. 「2015년도 보고서」

(1) '지역매니지먼트'가 중심 테마

「2015년 보고서」는 5부로 구성되어 있다. '1. 지역포괄케어시스템을 구축하기 위한 지역매니지먼트, 2. 2040년을 향한 지역포괄케어시스템의 전망, 3. 지자체에 의한 지역매니지먼트, 4. 지역매니지먼트를 강화하기 위해, 5. 일체적인 개혁을 제공하기 위한 케어매니지먼트'이다.

본 보고서의 중심 테마는 지자체(주로 시정촌)에 의한 지역매니지먼트로, 이에 관해서는 1, 3, 4부에 상세하게 기술되어 있다. 지역매니지먼트는 '지역의 실태 파악·과제 분석을 통해서 지역의 공통 목표를 설정하여 관계자 사이에 공유한다. 동시에 그 달성을 위한 구체적인 계획을 작성·실행하고 평가와 계획의 수정을 반복해 실시함으로써 목표 달성을 위한 활동을 지속적으로 개선하는 노력'이라고 정의되어 있다

(4쪽). 이것은 지역포괄케어시스템의 구축에 있어서의 공정(工程)관리로, 그 단위로서는 지자체가 적당하다고 되어있다. 지역매니지먼트는 의료 관계자에게는 친숙하지 않은 개념이지만, 개인을 대상으로 한 케어 메니지먼트를 지역으로 확장한 것이라고 말할 수 있다.

직전의 「2013년도 보고서」에서도 지자체에 요구되는 기능은 보이지만, 단순한 기술과 과제 열거에 불과했다. 이에 반해 본 보고서의 '3. 지자체에 의한 지역매니지먼트'에는 시행착오를 계속하고 있는 '보통의 지자체가 지역포괄케어시스템을 구축하기 위해 필요한 대책'이 자세하게 적혀 있어 지자체 관계자의 필독서라고 할 수 있다.

본 보고서는 지역매니지먼트에 대응하여, 전문직이 개별 이용자에 대해 서비스를 제공하는 일상의 업무는 당연한 것이고, 더해서 지역에 대한 공헌이 향후의 역할로 기대된다고 하고 있다(16쪽). 이는 보건의료복지직에 요구되는 새로운 과제라고 할 수 있다. 당시 복지계 대학의 총장이었던 필자로서는 이러한 문맥에서 '사회복지의 전문성을 살린 소셜워크(social work)의 중요성은 지금 이상으로 커진다'라는 기술을 기쁘게 생각했다. 이에 반해 2015년 9월에 발표된 「신복지비전」(후술)에서는, 사회복지도 소셜워커도 사용되고 있지 않았다.

한편, 본 보고서는 지역매니지먼트를 강조하고 있음에도 불구하고, 지역포괄케어시스템의 구축과 밀접하게 관계되는 지역의료구상, 그리고 지역포괄케어시스템의 복지적 측면을 강화하는 데 있어서 중요한 사회복지협의회에 대해서는 언급하고 있지 않다. 이는 본 보고서가 후생노동성 노건국 주도로 정리된 것이라 타 부서와의 조정이 충분히 이루어지지 않았기 때문인 것으로 생각되어 유감이다.

「실버신보」 2016년 5월 20일호는 이 보고서에 대한 보도에서 '이번은 지역매니지먼트와 지자체의 실무로 목표를 좁힌 수수한 내용이지만, 자유 참여와 경쟁의 시대와 결별하고 지자체 주도의 협조의 시대로 떠밀어내는 형태다'라고 평가하고 있다. 필자도 이 평가는 정곡을 찌르고 있다고 생각한다. 이러한 노선 전환의 배경에는, '자유 참여와 경쟁'에 근거한 지역포괄케어시스템을 구축할 경우, 시정촌 간의 격차, 또 동일 시정촌 내에서도 지구 간의 격차가 커져서, 그것을 시정촌에 의한 지역매니지먼트로 시정할 필요가 생기게 된다는 사실이 있다고 생각한다.

(2) 대상을 '고령자에 한정하지 않는다'

'3. 지자체에 의한 지역매니지먼트'에서 주목할 것은 지역포괄케어시스템의 대상 확대를 제안하고 있는 점이다. '현재 지자체는 노인복지계획·개호보험사업계획에 더해 장애·자녀육아·생활 곤궁이나 주거생활, 건강증진, 모자보건, 식생활 교육 추진 등 많은 행정계획을 입안하고 있다. 이러한 계획에서 규정되는 시책은 모두 지역포괄케어시스템의 일부라고 할 수 있다. 이 때문에 지역매니지먼트의 추진에 있어서는, 동일 지자체에 대해 책정되는 각종 행정계획을 조정하고, 정합성을 도모하는 고민을 할 필요가 있다'(27쪽)고 했다.

'2. 2040년을 향한 지역포괄케어시스템의 전망'에서는 보다 직접적으로 다음과 같이 기술하고 있다. '원래, 지역포괄케어시스템은 그 대상을 고령자로 한정하지 않는 개념으로 전개됐다. 이 점에서 보아도 보건·복지의 전문직은 고령자뿐만 아니라 지역의 여러 과제에 대처하는 전문가로서 향후의 지역포괄케어시스템에서 그 필요성이 한층 더 강조될 것이다'(17쪽)라고 했다.

이러한 제기 · 전망은 후생노동성의 프로젝트팀이 2015년 9월에 발표한 「신복지비전」에서 제창된 '전체 세대 · 전체 대상형 지역포괄지원'과 맥을 같이 하고 있다.[1] [2] 「2016년 진료보수개정」에서도 지역포괄케어시스템의 대상이 확대되었다.[3]

실제로 지역포괄케어연구회는 「2012년도 보고서」에서 '지역포괄케어시스템은 원래 고령자에 한정되는 것이 아니고, 장애인이나 아동을 포함한 지역의 모든 주민과 관계된 구조다'라고 주장하고 있었다(7쪽). 이 선구적인 지적은 「2013년도 보고서」에서는 왠지 사라졌으나 본 보고서에서 부활했다고 할 수 있다. 향후 각 지역에서 지역포괄케어시스템의 구축을 진행할 때는 그 대상을 고령자에 한정하지 않는 것이 좋을 것이다.

(3) 복합체의 역할을 적극적으로 평가

'3. 지자체에 의한 지역매니지먼트'에서 또 하나 주목할 것은, '지방도시에서 단일 사업자가 높은 점유율을 갖는 상황에 대해서'(25쪽)에서, '단일의 법인 등이 복합적인 서비스 제공을 담당하는 방법'(필자의 용어로 말하면 보건 · 의료 · 복지 복합체)의 역할을 인정한 것이다.

구체적으로는 '지역에서의 서비스 공급이 특정 사업자에게 치우치는 것을 피하려고 하는 경향'에 의문을 던지고 다음과 같이 기술하고 있다. '인구 감소가 진행되어 지역지원을 확보하기 어려운 지방의 시정촌에서 다양한 서비스를 제공하는 경우에는, 단일의 법인 등이 복합적인 서비스 제공을 담당하는 방법이 보다 효율적이고 합리적인 경우도 생각할 수 있다', '(대규모 사회복지법인 등의) 단일 사업소가 일정한 지역을 담당하는 것이 운영이 효율적이며, 지역에 밀착한 서비스 전개가 가능하기 때문에 바람직한 결과로 연결되는 케이스도 있다고 생각된다'고 했다.

후생노동성(관계)의 공식문서가 인구가 감소하고 있는 시정촌에 한정한다고는 했지만, 복합체의 역할을 적극적으로 인정한 것은 처음이다. 미야지마 토시히코(宮島俊彦) 전 노건국장은, 퇴임 직후에 개호보험의 '사업주체의 (조직적)통합'을 제창했지만, 그것은 '재택계열 서비스 사업소가 복합화해 나가는 것'에 한정되었다.[4] 이에 비해 본 보고서에서는 그렇게 한정하고 있지는 않다.

필자는 개호보험제도 발족 직후인 2002년에 독립된 의료·복지시설(사업자)의 연계와 복합체는 대립물이 아닌 스펙트럼(연속체)을 형성하고 있어, '지금 요구되고 있는 것은, (중략) 각 지역의 실태와 특성에 맞춰서 연계와 복합체와의 경쟁적 공존의 길을 찾는 것이다'라고 했다.[5] 그만큼 본 보고서가 복합체 (단일의 법인 등이 복합적으로 서비스 제공을 담당하는 방법) 쪽이, 서비스 제공에서 효과적, 효율적인 경우도 생각할 수 있다고 한 것은 현실을 받아들인 것으로 여겨진다.

다만, 본 보고서가 지적하고 있는 서비스가 특정의 사업자에게 집중하지 않기 위한 집중 감산 규정은 개호보수(개호보험 수가)뿐만 아니라 진료보수(건강보험 수가)에도 있다. 2018년 건강보험과 개호보험 수가의 동시 개정에서는 이를 재검토할 필요가 있을 것이다.

(4) 이념, 개념 측면의 진전과 퇴보

순서가 거꾸로 되었지만, 보고서의 '2. 2040년을 향한 지역포괄케어시스템의 전망'에서는 지역포괄케어시스템의 개념, 이념의 확인과 진전이 쓰여 있다. 다음의 4가지가 주목할 만하다.

첫째, '자조(自助), 호조(互助), 공조(共助), 공조(公助)'의 설명에서는, 자조는 '자신의 일을 스스로 한다' 등 개인 레벨로 정의하고, 가족은 '호조(互助)'에 포함하고 있다(10쪽). 이 설명은 「2008년도의 제1회 보고서」를 재확인한 것이지만 중요하다. 왜냐하면 아베 정권은 '자조'에 본인뿐만이 아니라 가족을 포함하는 경향이 강하기 때문이다.

둘째, '인생 최종 단계에서의 케어 방법을 모색한다'(13쪽)에서, '초고령사회에서는 (중략) 인생 최종 단계의 의료나 개호의 방법을 포함하여 치료하고, 지원하는 의료'가 요구되고 있다고 하여, 「사회보장제도개혁국민회의 보고서」(2013년)의 제기를 긍정적으로 인용하고 있는 것은 중요한 진전이라고 할 수 있다. 인생의 최종 단계(종말기)에서는, '큐어'가 아닌 '케어'만이 요구된다고 하는 속설이 지금도 뿌리 깊기 때문이다.

셋째, 「2012년도 보고서」에서 처음으로 제시된 지역포괄케어시스템의 '화분도'에도 진전이 있었다(15쪽). 가장 중요한 점은 화분의 토대인 '본인, 가족의 선택과 각오'가, '본인의 선택이 우선되는' 것을 명확히 하는 차원에서, '본인의 선택과 본인, 가족의 각오'로 바뀐 것이다(17쪽). 그 위에 '가족은, 본인의 선택을 제대로 받아들여 비록 요개호 상태가 되어도 본인의 생활의 질을 존중하는 것이 중요하다'라고 하고 있다. 필자는 이 변경과 지적은 이념적으로는 타당하다고 생각한다. 그 외에

'화분도'에서는 종래의 '생활지원, 복지서비스'가 '개호예방, 생활지원'으로, '보건, 예방'이 '보건, 복지'로 바뀌었다.

한편, 지금까지의 보고서와 마찬가지로, 본 보고서에서도 가족의 범위에 대한 설명은 없다. 지역포괄케어연구회 좌장인 다나카시게루(田中滋)는 일본의사회 의료정책회의 「2014, 2015년도 보고서」에 수록된 논문에서 화분도 중 '본인, 가족'에서 '가족이란 주로 배우자를 가리키고, 독립 가계를 영위하는 성인이 된 자녀는 별도의 주체라고 생각하고 있다'라고 말하고 있다.[6] 다나카는 최근의 인터뷰에서 한층 더 나아가 다음과 같이 말하고 있다. '오랜 세월 같이 생활한 부부는 일체입니다만, 차세대는 정신적 지원을 할지는 몰라도 개호의 책임을 지게 해선 안 된다. 독립하여 가계를 영위하는 차세대는 가족이 아닌 친족이라고 결론을 지어야 한다'[7]. 이러한 명쾌한 설명이 본 보고서에 없는 것은 유감이다.

넷째, 「2013년도 보고서」에서 해결책으로 간주되어 13회나 사용되고 있던 '규범적 통합'이라고 하는 극히 난해하고 고답적인 용어가 본 보고서에서는 거의 사용되고 있지 않다. 구체적으로는 '관계자 간의 목표나 사고방식의 공유'라고 하는 누구라도 이해하는 일본어 표현으로 바뀌어 '규범적 통합'은 괄호 안에서 4회 사용되고 있을 뿐이다. 이것은 용어 면에서의 진전이라고 할 수 있다.

하지만 퇴보된 것도 한 가지 있다. 그것은 '개호보험법에 있어서의 기본적인 관점의 재확인'으로 '자립 지원'에 편중된 설명이 되어있는 점이다. 2005년의 개호보험법 개정에서는 '자립 지원'에 고령자의 '존엄의 유지'가 더해졌고, 「2013년도 보고서」의 '지역포괄케어시스템의 기본이념'에서도, 고령자의 '존엄의 유지와 자립생활의 지원'(3쪽)이 동격으로 쓰여 있었다. 그에 비해 이번 보고서의 퇴화는 유감이다.

3. 「2016년도 보고서」

(1) 개호보험법 등 개정과 다른 입장

본 보고서의 개별적인 내용을 검토하기 전에 본 보고서의 지역포괄케어에 대한 입장이 다음 2가지 점에서 2017년 5월 말에 이루어진 개호보험법 등 개정과는 다른 점을 지적하고자 한다.

첫 번째는 본 보고서가 서론에서 「2015년 보고서」에 이어서 지역포괄케어의 대상 범위를 개호보험 행정에 한정하지 않고, 지역을 지지하는 다양한 관계자의 참가나 연계를 추진하는 것으로 규정하고 있는 점이다(1쪽). 35쪽에서는 보다 직설적으로 지역포괄케어시스템은 원래 고령자나 개호보험에 한정된 것이 아니라 장애인복지, 육아, 건강증진, 생애교육, 공공교통, 도시계획, 주택정책 등 행정이 관련되는 광범위한 테마를 포함한 '지역 만들기'라고 기술하고 있다. 이 점은 개호보험법 등의 개정 시에 '지역포괄케어시스템 그 자체가 고령자를 위한

---

26) 시오자키야스히사 후생노동대신은, 2016년 5월 11일의 경제재정자문회의에 자료로 '경제, 재정 재생 계획에 따른 사회보장개혁의 추진 ②(파워포인트 5장)'를 제출했다. 지역포괄케어의 심화를 위한 새로운 시책 전개 시트의 기본적인 방침에서, 향후에는 더 한층 지역의 생활지원서비스를 육성, 지원하는 구조를 갖추면서 의료·개호 등의 공적 서비스와 적절히 배합하여, 고령자뿐만 아니라 지역에서 지원이 필요한 모든 분의 생활이 유지되도록, 지역포괄케어를 심화시켜 간다'라고 하고, 구체적으로 3가지를 추진, 전개한다고 하고 있다. 그중 하나로, '고령자뿐만 아니라, 지역주민의 다양한 요구에 응하기 위해, 지역 커뮤니티 내의 '서로 지원하는' 기능을 충실하게 하고 민간 사업자의 '보험 외' 서비스를 육성, 활용해나간다'라는 것이 제시되어 있다. 이러한 지역포괄케어의 심화는, 「신

것이라는 점은 변하지 않는다'라고 했던 것과 대조적이다(4월 5일 중의원 후생노동위원회에서 시오자키야스히사(塩崎恭久) 후생노동대신의 답변).26)

두 번째는 개호보험제도의 기본적 이념에 대해서 「고령자개호·자립지원시스템연구회 보고서」(1994년)와 「2015년의 고령자개호」(2003년)까지 거슬러 올라가 검토한 다음에 존엄과 자립지원을 동격으로 취급하고 있다(13쪽). 이것은 개호보험법 제1조의 규정에 의하면 당연하지만 후생노동성의 개호보험법 등 개정의 설명문에서는 자립지원만이 강조된 점을 고려하면, 식견(識見)이 가미된 것으로 보인다. 그리고 '자립지원은 심신기능의 개선이 아니라, 노인의 존엄성 유지 때문에 있다'는 점을 강조하고, 자립을 좁게 이해하여 스스로 뭐든지 할 수 있는 상태와 같이 파악하면 지원프로그램은 본인의 의사에 근거한 것이 아니라, 단순한 강제적인 트레이닝과 같은 개입이 되어버릴 것이라고 경고하고 있다(14쪽). 이것은 개호보험법 등 개정에서 강조되고 있는, 고령자의 존엄이 빠진 '자립지원, 중증화 방지를 위한 대응'(개호보험으로부터의 '졸업'의 자기(自己) 목적화 등)에 대한 비판이라고도 할 수 있다. 앞으로 의료·복지관계자나 지자체의 담당자는 지역포괄케어연구회의 이 2가지 입장에 맞게 각 지역에서 지역포괄케어를 구축해갈 것

복지비전」이나 지역포괄케어연구회 2015년도 보고서에서 나타난, 지역포괄케어시스템의 대상 확대와 동일한 개혁 제안이라고 할 수 있다. 다만, '보험 외 서비스'의 육성, 활용은, 「신복지비전」이나 지역포괄케어연구회 2015년도 보고서에는 명시되지 않았고, 총리대신 관저나 경제재정자문회의의의 지시에 따라 삽입된 것으로 추측된다. 또한 '의사(議事) 요지'를 읽어본 바로는 이와 관련해서 자료에 쓰여 있는 것 이상의 보고나 토론은 없었다.

27) 역주: 주민과 지역의 다양한 주체가 참여해 사람과 사람, 사람과 자원이 세대와 분야를 초월해 연계함으로써 지역을 함께 만들어가는 사회를 지향함.

이 기대된다.

또한 개호보험법 등의 개정에는 지역포괄케어시스템과 지역공생사회[27] 사이의 관계에 대한 규정은 없지만, 본 보고서에서는 지역공생사회는 사회 전체의 이미지 및 비전, 목표, 지역포괄케어시스템은 일본 사회에서 전체적으로 실현하고자 하는 지역공생사회를 위한 시스템, 구조, 플랫폼(6쪽)으로 정리하고 있다. 또한 시오자키 대신도 국회 답변에서 지역공생사회는 '지역포괄케어시스템의 소위 상위개념'이라고 말하고 있다.

(2) 목표연도는 2025년에서 2040년으로

민주당 노다요시히코(野田佳彦) 정권으로부터 자민, 공명당 아베신조(安倍晋三) 정권으로 인계된 「사회보장, 조세 일체 개혁」의 공식적 목표연도는 현재도 2025년으로 되어있다. 하지만 본 보고서에서는 그것을 '최초의 목표연도'로 격하(?)시키고, 실제의 목표연도는 사망자 수가 절정에 달하는 2040년으로 하고 있다(7쪽). 이것은 후생노동성의 최근의 일련의 문서와 공통되는데, 2040년을 위한 과제는 어떻게 1948년을 전후로 태어난 세대를 돌볼 것인가에 집약된다'(9쪽)라는 직설적인 표현이 사용되고 있다. 또한 2040년이라고 하는 용어는 본문에서 40회나 사용되고 있다.

보고서는 이에 이어서 앞으로의 인적, 재정적 제약과 2040년을 위한 적극적인 관점을 지적한 후에, 2040년을 지향하여 요구되는 4가지 대응을 다음과 같이 제시하고 있다. ① 개호필요 리스크가 높아지는 연령의 지연=예방의 추진, ② 중중도자(中重度者)를 지지하는 지역 구조의 구축, 특히 다직종 연계 구조의 구축, ③ 개호서비스 제공체계의 효율화에 의한 생산성의 향상, ④ 지역매니지먼트(12쪽). 다음에서 이들 4가지 과제에 대해서 순서대로 검토하고자 한다.

(3) 지역에서 연결됨, 또 하나의 예방

첫 번째 과제에서는 존엄과 자립지원을 지키는 예방의 중요성을 강조한 후에, 종래의 개호예방 개념(제1차~제3차)에 또 하나의 예방으로서 '지역에서 연결됨'을 추가할 것을 제안하고 있다(14~17쪽). 이것은 종래의 예방이 굳이 구분하자면 심신기능이나 생활기능을 중시해 온 것과 달리 지역이나 사회에 참가해 주민이 연결되는 상태를 위한 지원으로 '지역환경, 사회환경'의 정비와 개선이라고 하여, '0차(次) 예방'이라고도 불리고 있다.

이 '지역에서 연결됨', '또 하나의 예방'은 후생노동성 「지역공생사회의 실현을 위해서」(당면한 개혁 일정)'(2017년 3월) 중에서 '연결의 재구축'이 개혁의 4가지 기둥의 하나로서 제시되었던 점에 대응하고 있다.

(4) 중중도자(中重度者)를 지역에서 지지하는 구조, 다직종 연계를 중시

두 번째 과제(중중도자를 지지하는 지역 구조의 구축, 특히 다직종 연계 구조의 구축)는 본 보고서가 가장 중시하고 있는 과제이며, 새롭게 자택과 자택 이외의 거주지를 '중중도 상태에서도 생활할 수 있는 장소'로 만들어 갈 것을 제시하고 있다(18쪽). '중중도'라는 용어는 본 보고서에서는 14회나 사용되고 있지만, 「2015년 보고서」의 본문에서는 사용되고 있지 않다. 이 두 번째 과제에 대한 보고서의 기술에서 다음의 3가지 점이 주목할 만하다.

첫째, 다양한 거주지에 대해서 어떠한 형태로 의료서비스를 제공해 나갈지가 중요하다고 지적하고 있는 점이다(18쪽). 이것은 지역포괄케어연구회가 '중중도자를 지역에서 지지하기' 위해서 상당히 높은 수준의 의료가 불가피하다는 점을 인식했기 때문이라고 생각한다. 이 점은 다음에 언급할 세 번째 과제에서도 마찬가지다.

둘째, 각각의 지역에서의 생애케어비용(life care cost)을 어떻게 생각하는지, 즉 개호나 의료뿐만 아니라 폭넓게 지역에서의 생활을 계속하기 위해서 필요한 사회적인 비용을 어떻게 생각하는지 하는 관점도 필요하다고 지적하고 있다(19쪽). 이것은 압축도시(compact city)나 스마트도시(smart city)를 추진하기 위한 포석이라고 생각되지만, 전통적인 지역케어, 재택케어의 경제성 평가(비용효과분석 등)에서는 비용에 위의 '사회 비용'을 포함하지 않고 있어 연구 측면에서도 중요한 문제 제기인 것으로 생각된다.

셋째, 다직종 연계를 강조하고 이에 대해서 다면적으로 검토하고 있다(19~23쪽. 실질적으로 3쪽). 「2015년 보고서」는 '의료·개호연계와 다직종 연계의 촉진'을 처음으로 제시했지만 반쪽만이었다. 특히 의료와 개호는 보다 더 통합된 상태가 되며, 다직종 연계에 의한 팀 케어가 당연시되는 상태가 불가피하다는 지적(19쪽)은 중요하다고 생각한다. 보고서는 다직종 연계에 요구되는 3가지 상황을 다음과 같이 나타내고 있다. ① 퇴원해서 재택으로 돌아올 때, ② 재택에서의 일상적인 생활, ③ 인생의 최종 단계. ①~③의 모두에서 다직종 연계가 요구된다는 지적도 중요하다고 생각된다.

본 보고서에서는 새롭게 다직종 연계교육(IPE: Inter-Professional Education)의 필요성도 강조하고, 전국적으로 전문직의 교육과정에 IPE를 필수과목으로 설정해야 할 것임(22쪽)을 제시하고 있다. 이것은 사회복지계열 대학과 그 전국 조직(일본소셜워크교육학교연맹)에 대한 중요한 문제 제기이자 도움이라고 할 수 있다.

(5) 서비스의 일체적 제공을 위한 '복합체(複合體)'화를 추천

세 번째 과제(개호서비스 제공체계의 효율화에 의한 생산성의 향상)에서는 종래의 뿔뿔이 흩어져서 제공되어 온 재택서비스의 문제점을 지적한 후에 각 서비스의 강점을 살린 일체적 제공이 필요하다고 강조하고, 이를 실현하기 위한 '서비스 사업자 법인으로서의 선택지'로서 다음 4가지를 제기하고 있다. ① 현상 유지, ② 법인 규모의 확대, ③ 다른 사업, 법인과의 연계, ④ 경영 통합(25쪽). 이 중에 ②와 ④는 서비스 사업자에 대한 '보건 · 의료 · 복지 복합체' 화의 권유라고도 할 수 있다.

「2015년 보고서」도 대규모 사회복지법인 등이 지역 안에서 다양한 개호서비스 사업을 전개하고 있는 것을 긍정적으로 평가하고 있었지만, 그것은 인구감소가 진행되어 지역 지원을 확보하기 어려운 지방 시정촌의 '개호서비스'에 한정되어 있었다(25쪽). 그러나 본 보고서는 지역에 한정하지도, 개호, 사회복지법인 등에 대한 한정하지 않고 있다. 「2015년 보고서」에서는 사회복지법인 등이라고 기재되어 있었지만, 본 보고서는 사회복지법인이나 의료법인이 동격으로 기재되어 있다. 이것은 지역포괄케어연구회가 '중중도자를 지역에서 지지하기' 위해서는

개호서비스 외에도 상당히 높은 수준의 의료서비스가 불가피함을 인식
했기 때문이라고 생각된다.

그리고 보고서는 '개호, 복지를 위한 지역의료연계추진법인의 창설'
도 주장하고 있다(25쪽). 이것은 2017년 4월부터 시작한 지역의료연
계추진법인[28]의 확장판이라고 할 수 있지만, 지역의료연계추진법인이
현재 4개에 불과한 것을 생각하면, 적어도 당장은 실현 가능성은 없다
고 생각된다.

(6) 지역매니지먼트에서 '장(場)'의 중요성을 제기

네 번째 과제(지역매니지먼트)는 「2015년 보고서」에서 처음으로 제
기된 시정촌에 의한 지역매니지먼트를 심도 있게 논의한 것이며, 11쪽
(보고서의 30%)에 걸쳐서 상세하게 기술되어 있다. 「2015년 보고서」에
서는 기획업무의 법정화와 전문직원의 배치 등 구체적 제도 개혁이 제
시되었으나, 본 보고서는 규범적 기술이 많아 언뜻 딱딱해 보인다. 하
지만 새롭게 지역매니지먼트의 장의 중요성이 다면적으로 제기되고 있
어서 지자체 담당자나 사회복지협의회 직원은 반드시 읽어야 할 내용
으로 보인다. 그리고 이 '장'이라고 하는 개념은 지역복지 영역에서는
이전부터 강조되고 있다.

보고서는 가능한 한 원활하게 지역매니지먼트를 진행하기 위해서
는 관계자 사이의 목적의식 공유를 빠뜨릴 수 없다고 하고, 기존의 각
종 공식회의를 목표를 달성하기 위한 장으로서 뿐만 아니라 적극적으

---

28) 역주: 도도부현 지사가 지역에서 양질의 적절한 의료를 효율적으로 제공하기 위해 설립을 인정하
는 일반사단법인.

로 의사결정에 참가하는 장으로서도 운영되어야 하는 것으로 하고 있다(29쪽). 그리고 행정과 지역, 주민이 목표를 달성하기 위한 다양한 장을 통해서 '과제, 목표, 대응의 공유'를 추진할 것을 주장하고 있다(30쪽의 그림).

지역매니지먼트에 대해서 필자가 주목한 것은 2가지다. 하나는 종래의 지역복지계획에서 정평이 난 PDCA(Plan-Do-Check-Action) 사이클 일변도가 아니라, 주민 주체의 활동지원 등에서 당초와는 다른 진행이 되어버리는 상황은 일반적으로 자주 있고, PDCA와 같은 평가, 모니터링이 적합하지 않은 경우도 많기 때문에, 이러한 케이스에 대해서 행정이 강력하게 개입해 관리하도록 하는 것은 적절하지 않음을 인정하고 있는 점이다(31쪽). 또 하나 주목되는 것은 중앙정부에 의한 시정촌 지원의 방식으로서 지역매니지먼트의 구체적 프로세스의 달성도에 따른 지원이 강조되고 있는 점이다(35쪽). 이것은 종래 중앙정부가 지자체에 제시해 온 지표의 대부분이 성과(outcome) 지표였던 것과 대조적이다. 앞으로 지자체 직원이 이 2가지 경고를 준수해서 지역매니지먼트를 실시한다면 각지에서 주민 주체, 이용자 위주의 지역포괄케어가 추진될 것으로 기대할 수 있다.

문헌

[1] 二木立 '厚労省ＰＴ『福祉の提供ビジョン』をどう読むか'。第45回全国社会福祉教育セミナー【京都2015】ソ教連主催緊急企画・発題１ ,2015年11月1日（『日本福祉大学社会福祉論集』第134号: 1-8頁,2016。https://nfu.repo.nii.ac.jp/）。 ［本書第２章第１節］
[2] 二木立 '地域包括ケアシステムから『全世代・全対象型地域包括支援』へ'『文化連情報』2016年４月号（457号）: 16-22頁。［本章第１節］
[3] 二木立 '2016年度診療報酬改定の狙いとその実現可能性・妥当性を考える'『文化連情報』2016年6月号（459号）: 20-27頁。［本書第３章第３節］

[4] 宮島俊彦 『地域包括ケアの展望』社会保険研究所,2012,85-95頁。
[5] 二木立 '医療・福祉の連携と『複合体』化の対立は無意味、真理は中間にある'
『Gerontology』14(3):48-52頁,2002 (『医療改革と病院』勁草書房,2004,97-106頁) 。
[6] 田中滋 '超高齢社会における地域の力: 地域包括ケアシステム構築にあたって' 『日本医師
会医療政策会議平成26・27年度報告書』2016年3月,13頁 (日本医師会ホ
[7] 田中滋 (インタビュー) '医療介護総合確保促進のポイントは"マネジメントできる人材"
の育成'『Ｖｉｓｉｏｎと戦略』2016年6月号: 1-4頁。

제2절 후생노동성 프로젝트팀의「신복지비전」: 새로운 지역포괄지원체제

후생노동성의 새로운 복지서비스시스템 등의 대안 검토 프로젝트팀이 2015년 9월 17일에 발표한 보고서「누구나 함께 지탱하는 지역 구축을 향한 복지서비스 실현─새로운 시대에 대응한 복지의 제공 비전」(이하,「신복지비전」)은 복지개혁만이 아니고 복지계 대학의 교육개혁을 위해서도 필독 문헌이다.「신복지비전」 전반을 객관적 연구자의 관점에서 검토한 뒤,「신복지비전」이 제기하고 있는 개혁의 제3의 기둥(종합적인 복지인재의 확보·교육)에 대해서는 복지계 대학의 입장에서 검토한다.

1. 프로젝트팀과「신복지비전」의 구성·특징

프로젝트팀은 3층 구조, 구성원 37명의 대부대다. 제1층인 프로젝트팀은 3국장(고용균등·아동가정국장, 사회·원호국장, 노건국장)과 장애보건복지부장, 정책총괄관(사회보장담당)의 5명, 제2층인 간사회는 상기 3국과 건강국의 과장과 정책총괄관사회보장담당참사관 17명,

제3층인 워킹팀은 4국의 실장[29)·과장보좌[30) 등과 정책담당총괄관, 사회보장담당참사관실장보좌역 15명으로 구성되었다. 이처럼 후생노동성 공무원만으로 구성된 팀이다. 프로젝트팀, 간사회, 워킹팀의 간사는 모두 사회·원호국 소속의 국장, 과장, 실장이 각각 담당한다. 즉 「신복지비전」은 사회·원호국 주도로 정리되었다. 반면에 장애복지부 소속은 프로젝트팀에 장애보건복지부장이 들어가 있을 뿐이다.

다음으로 「신복지비전」의 구성과 전체적 특징을 보자. 「신복지비전」은 5부로 구성되어 있다. 1. 총론, 2. 여러 니즈에 대응하는 새로운 지역포괄지원체제의 구축, 3. 서비스를 효과적·효율적으로 제공하기 위한 생산성 향상, 4. 새로운 지역포괄지원체제를 담당할 인재의 육성·확보, 5. 향후의 진행방식. 「신복지비전」의 핵심은 2~4번인데, 「신복지비전」의 요약도에서는 새로운 복지서비스를 구축하기 위한 개혁의 방향성으로, 2~4에 대응하는 니즈에 바로 대응할 수 있는 지역복지서비스의 포괄적인 제공 구조, 생산성 향상, 종합적인 복지인재의 육성의 3가지가 제시되어 있다.

「신복지비전」은 후생노동성의 공식보고서라기보다는 초안에 해당한다. 향후 이를 베이스로 하여 후생노동성 내부와 사회보장심의회 사회복지부회 등에서 검토하고 법제화가 진행될 것으로 생각된다. 「신복지비전」의 마지막에는 이 비전을 기반으로 일정표를 작성하고 후생노동

---

29) 역주: 일본에서는 과(課) 밑에 과보다는 조금 작은 조직으로 실(室)을 두고 있다. 예를 들어, 후생노동성 국제과장 밑에는 WHO 등의 업무를 담당하는 국제보건협력실장과 ILO 등의 업무를 담당하는 국제노동협력실장이 있다.
30) 역주: 우리의 사무관, 서기관에 해당한다.

성 내외에 걸쳐 횡단적인 추진체계를 구축한다고 적혀 있다.

복지 분야 연구자들의 얘기에 따르면, 복지 분야에서 사회보장심의회 사회복지부회나 주제별 외부 유식자 검토회 등을 거치지 않고 개혁안이 제시된 것은 드문 일이다. 그만큼 후생노동성의 향후(단기 및 중기)의 개혁 방향이나 희망이 비교적 직접 제시된 것 같다. 또한 오랜 기간 복지 관계자나 연구자가 요구해온 사안도 상당 부분 개혁 내용에 적절히 포함된 것으로 보인다. 예를 들어 종적 행정의 개선, 지역(만들기)·마을 만들기의 중시 등이다.

필자가 특히 가치를 두는 것은 아베 정권의 공식 방침과는 달리 ① 복지 분야에서 시장원리 도입을 언급하지 않은 점, ② 가족을 포함한 '자조를 기본'으로 한다는 표현이나 사회보장관이 없는 점이다. ①은 아베 정권이 2015년 6월 내각회의에서 결정한 「기본방침 2015」에 공공서비스의 산업화, 사회보장관련 분야의 산업화가 발표된 것과 대조적이다. 이는 사회보장정책을 오랜 기간 담당해 온 후생노동성의 긍지가 반영된 것일지도 모르겠다.

반면에, 개혁을 실현하기 위한 재원에 관해서는 전혀 언급하지 않아 「신복지비전」에서 제시된 개혁이 향후 어디까지 실현될지는 불투명하다. 또한, 최근의 후생노동성 문서들의 공통적인 경향인데, 「신복지비전」도 국가의 공적 책임에 관한 기술이 약한 점, 그리고 「신복지비전」 자신도 '호조(互助) 기능의 저하'를 인정하고 있는 '지역'이라는 용어를 요술방망이처럼 쉽게 사용하고 있는 것도 신경이 쓰인다. 「신복지비전」에는 후생노동성의 예산 요구와 관련해서 복지 분야 신규사업(각종 모델 사업 등)을 '이론 무장' 하는 측면도 있는 것 같다.

2. 개혁의 3가지 기둥

(1) 제1의 기둥, 다양한 니즈에 대응하는 새로운 지역포괄지원체제의 구축

먼저, 개혁의 제1의 기둥인 '다양한 니즈에 대응하는 새로운 지역포괄지원체제의 구축'에 관해서다. 여러 가지 제언이 나와 있으나 가장 주목할 것은 지역포괄케어시스템의 대상 확대라고 생각한다.

새로운 지역포괄지원체제는 '전세대 · 전대상 지역포괄지원'을 의미한다. 다음과 같이 설명하고 있다. '고령자에 대응하는 지역포괄케어시스템이나 생활 곤궁자에 대한 자립지원제도라는 포괄적인 지원 시스템을 제도별 구분을 넘어서 지역이라는 필드에서 고령자나 생활 곤궁자 이외의 대상으로 넓힌다', '고령자에 대한 지역포괄케어를 현역세대까지 넓힌다', '고령자, 장애인, 아동, 생활 곤궁자의 구분 없이 지역에 사는 주민 누구든지 각자의 상황에 맞는 지원을 받을 수 있는 새로운 지역포괄지원체제를 구축해 나간다.'

이와 같이 새로운 지역포괄지원체제는 실질적으로는 현재 법제도 상에서는 고령자에 한정된 지역포괄케어시스템의 대상을 모든 연령에 확대하는 것이라고 할 수 있다. 하지만 「신복지비전」에서는 고령자에 대한 지역포괄케어시스템과 생활 곤궁자에 대한 자립지원제도가 같은 수준으로 취급되고 있어서, 새로운 제도도 '지역포괄지원체제'라고 하는 2가지 제도를 절충한 표현이 사용되고 있다. 반면 장애인복지에 관한 기술은 매우 약한 것으로 느껴진다.

또한 필자는 지역포괄케어의 추진 · 확대에는 찬성하지만, 현재의 아베 정권 아래에서는 2가지 장애 요인(하나는 가족 개호의 강화에 따른 개호이직의 증가, 다른 하나는 의료·개호비의 과도한 억제)이 있을 것으로 판단하고 있다.

제1의 기둥에서 한 가지 더 주목할 것은 복지 영역의 확대다. 새로운 연계의 모습은 복지 분야에 그치는 것이 아니라, 복지 이외의 분야로 확대해 나가야 한다고 하여 구체적으로는 고용 분야, 농업 분야, 보건의료 분야, 개호 분야, 교육, 사법, 지역 진흥, 기타 분야로의 확대가 제시되고 있다. 반면 「신복지비전」 전체에서 사회복지라는 용어는, 왜 인지 한 번도 사용되지 않고 있다.

복지의 확대는 필자가 총장을 역임한 일본복지대학이 추구하는 '후구시(복지)'와도 합치된다. 일본복지대학은 2004년부터 '복지-모든 사람들의 행복'이라고 재정의하고 이것을 히라가나 그대로 'ふくし(후쿠시)'로 표현하고 있다. 2013년 설립 60주년을 계기로 학내 토의를 거쳐 '지역에 뿌리내리고 세계를 지향하는 복지의 종합대학'이라는 대학 콘셉트를 정하고 이듬해인 2014년에는 '후쿠시의 종합대학'이라는 상표등록을 받았다.[8]

(2) 제2의 기둥, 서비스를 효과적·효율적으로 제공하기 위한 생산성 향상

다음으로 개혁의 제2의 기둥 '서비스를 효과적·효율적으로 제공하기 위한 생산성'에 관해서이다. 이 부분의 기술은 「기본방침 2015」에 포함된 서비스업의 생산성 향상, 개호의 생산성 향상의 구체화라고도 할 수 있으나 후생노동성의 복지 분야 문서가 생산성 향상을 본격적으로 언급한 것은 처음인 것으로 생각된다. 필자는 여기서 경제학적으로 정확한 '생산성(효율화)'의 정의와 이를 향상하는 방법이 명시된 것에 주목했다.

먼저, 생산성이란 생산자원의 투입량과 생산 활동에 따라 만들어지는 산출량의 비율이라고 정의되어, 투입량에 대한 산출량의 비율이 높을수록 효율성이 높은 것을 의미한다고 설명하고 있다. 다음으로 생산성 향상을 위한 구체적인 조치로서 ① 선진적인 기술 등을 이용한 효율화, ② 업무 흐름의 재검토 등을 통한 효율화, ③ 서비스 질(효과)의 향상 3가지를 들고 있다.

① 선진적인 기술 등을 이용한 효율화에 관해서는 '개호(介護)자 · 개조(介助)[31]자의 부담을 낮추는 로봇과 고령자나 장애인의 자립을 지원하기 위한 로봇기기 등 노동집약적인 복지서비스에서 활용하기 좋은 기기가 개발되고 있다', '로봇만이 아니고, ICT 도입 · 활용도 중요하다'라고 지적하고 있다. 후생노동성의 복지개혁에 관한 문서에서 로봇과 ICT가 이 정도로 강조된 것은 처음인 것으로 생각된다.

② 업무 흐름의 재검토 등을 통한 효율화는 기존에 알려진 내용과 같다. 앞의 ①이 이노베이션의 경영학에서의 프로덕트 · 이노베이션(제품혁신)에 해당한다면, ②는 프로세스 · 이노베이션(공정혁신)에 해당한다.

③ 서비스 질(효과)의 향상에서는, 생산성 향상에 대한 논의에서는 '생산성 향상을 목표로 하면 서비스 질은 저하되는 것은 아닌가?' 하는 우려가 있으나 둘은 결코 상반되는 것이 아니며 인구감소의 사회에서 노

---

31) 역주: 일본어 '개호(介護)'는 1970년대에 간호(看護)와 개조(介助)를 합성하여 만들어진 용어다. 간호(看護)가 의미하는 nursing care와 개조(介助)가 의미하는 social care를 포함한 LTC(long-term care)의 뜻이 '개호(介護)'라는 두 글자 단어에 잘 담겨 있다.

동력 확보에 일정 정도 제약이 있을 상황에서 서비스 질(효과) 향상을 위한 전제로서도 생산성 향상이 필요하다는 공통인식이 필요하다고 강조하고 있다. 이는 중요한 지적으로 향후 복지 분야에서도 이러한 관점에서 생산성 향상(효율화)은 불가결하다고 생각한다.

의료분야에서는 1987년(30년 전에!) 후생성 「국민의료 종합대책본부 중간보고」가 처음으로 의료의 효율화(질적이고 효율적인 국민의료)를 제기했다. 하지만 효율성에 대한 자세한 설명은 없었으며, 당시의 효율화는 대부분 의료비 억제와 동의어로 사용되었기 때문에 의료관계자의 반발을 초래했다. 그러나 그 후 30년이 지난 지금, 병원 경영에 있어서 의료의 효율화의 개념과 필요성은 확립되어 있다고 할 수 있다.

개별 설명에는 달콤한 말도 적지 않다. 예를 들어 생산성 향상은 종업원의 임금 상승으로 이어질 것이 기대된다는 기술이다. 그러나 2015년 9월에 발표된 「2015년판 노동경제백서」에 따르면 일본에서는 미국·유럽권과 달리 1990년대 이후 노동생산성(1인당 실질 노동생산성)의 상승이 임금(실질 고용자 보수) 상승으로 이어지고 있지 않다.

(3) 제3의 기둥, 새로운 지역포괄지원체제를 담당하는 인재의 육성·확보

개혁의 제3의 기둥인 '새로운 지역포괄지원체제를 담당하는 인재의 육성·확보'는 향후 복지계 대학의 교육개혁에 매우 중요하기 때문에 조금 자세히 살펴본다.

「신복지비전」은 새로운 지역포괄지원체제에 있어서 요구되는 인재상과 관련해서 다음과 같이 설명하고 있다. 새로운 지역포괄지원체제에서는 한정된 인적 자원으로 복합화된 니즈를 효과적·효율적으로 지원하기 위해서는 ① 원호를 필요로 하는 자와 그 가구가 가진 복합적인 문제에 대해 끊김 없고 포괄적인 지원이 지속해서 이루어질 수 있도록 지원내용을 관리하고, ② 복합적인 문제에 대해 여러 분야의 사람이 서비스를 제공하기 어려운 경우도 있으므로 지역의 실정에 맞게 '분야 횡단적'으로 복지서비스를 제공할 필요가 있다.

이러한 새로운 지역포괄지원체제를 담당하는 사람으로는 ① 복합적인 문제에 대해 적절한 평가를 할 수 있고 여러 가지 사회자원을 활용하여 종합적인 지원계획을 짤 수 있는 인재, ② 복지서비스 제공의 담당자로서 특정 분야에 관한 전문성뿐만 아니라 복지서비스 전반에 관해 어느 정도의 기본적인 지식·기능을 가진 인재가 요구된다. 새로운 지역포괄지원체제의 기반이 되는 인재로는 '분야 횡단적'인 지식, 전문성을 가질 것이 요구되기 때문에 이런 인재를 육성·확보하기 위해서는 '분야 횡단적'인 자격의 대안을 함께 검토할 필요가 있다.

「신복지비전」은 새로운 지역포괄지원체제를 담당하는 인재를 육성·확보하기 위한 구체적 방안으로서 다음과 같은 6가지를 제시하고 있다. 복지계 대학이 가장 주목할 것은 이 중 첫 번째 것인 ①이다. ① '포괄적인 상담지원 시스템 구축 모델의 실시 등'에서 사회복지사는 전문적인 지식 및 기술을 갖고 복지에 관한 상담에 응하며 조언, 지도, 관계자와의 연락·조정, 기타의 원조를 하는 사람으로서 위치 지워져 있다. 따라서 복합적인 문제를 가진 사람의 지원에 그 지식·기술을 발휘할 것이 기대되므로, 새로운 지역포괄지원체제에 있어서의 코디네이터 인재로서의 활용을 포함하여 그 모습과 기능을 명확히 한다고 설명하고 있다.

②'복지 분야 횡단적인 기초적 지식의 연수'에서는 '보육 · 장애 · 개호 등 다양한 복지 분야의 공통적인 기초적 지식을 습득하기 위한 연수 등을 창설하는 방안을 강구한다'고 하고 있다. ③ '복지 인력의 다양한 커리어 형성 지원 · 복지노동 시장 내에서의 인재 이동 촉진'에서는 복지자격 보유자가 다른 자격을 취득할 때 시험과목을 면제하고, 복수 자격 취득을 쉽게 하기 위한 환경 정비, 핵심적인 역할을 해야 하는 인재인 개호복지사의 양성 촉진을 들고 있다. ④ '잠재적 유자격자의 원활한 재취업 촉진'에서는 이직한 개호복지사, 잠재적 보육사에 대해 다루고, ⑤ '개호인재의 기능분화 추진'에서는 개호복지사의 매니지먼트 능력이나 타 직종과의 연계능력 향상을 강조하고 있다. ⑥에서는 '다양한 인재층에서의 진입 촉진'을 들고 있다.

3. 필자의 평가

(1) 새로운 지역포괄지원체제에서의 대상 확대

「신복지비전」이 제기한 '새로운 지역포괄지원체제의 확립'과 관련해서 2가지 보충설명이 필요하다. 첫째, 지역복지의 연구자 · 실천가는 훨씬 이전부터 '전체 세대 · 전체 대상형' 시스템을 제안하고 있었다는 점이다. 필자가 조사한 범위 내에서 가장 이른 제안은 「2015년의 고령자개호」가 발표된 전년도인 2002년에 오오하시켄사쿠(大橋謙策) 등이 대상자를 고령자에 한정하지 않는 '(보건 · 의료 · 복지의 연계를 추진하는)토탈 케어시스템의 창조'를 제안한 것이다.[9] 또한 일본복지대학이 2016년 3월에 포괄 협정을 체결한 'NPO 법인 지역복지 서포트 치타

(知多)[32]'는 2014년(이전)부터, 0세부터 100세까지의 지역포괄케어시스템을 표어로 하고 있었다.

둘째, 지역포괄케어시스템의 개념과 범위의 확대, 심화를 주도해온 지역포괄케어연구회도, 「신복지비전」이 제기된 후, 법 제도적으로는 고령자를 대상으로 하는 현재의 지역포괄케어의 전체 대상 대응형 지역포괄케어로의 확대, 진화를 계속 검토하고 있다는 점이다. 예를 들어 이 연구회의 좌장인 다나카시게루(田中滋)는, 2016년 4월에 발표된 일본의사회 의료정책회의의 「2014, 2015년도 보고서」에서 다음과 같이 말하고 있다. 지역포괄케어시스템은, 고령자 케어에 대한 대처로부터 시작하지만, 궁극의 목표는 지역에 있어 어떠한 케어가 되었든 이를 필요로 하는 모든 사람이 가능한 한 '존엄이 있는 자립'을 도모할 수 있도록 지원하는 것이다. 실제로 진보한 지자체는 장애인, 어린이, 육아 중인 부모, 학대나 고립으로 고민하는 사람 등 폭넓은 대상에 대한 시책을 연계함으로써 조직을 공유할 수 있는 형태를 목표로 하고 있다.[10] 지역포괄케어연구회와 밀접히 연계된 '지역포괄케어 이노베이션 포럼'도 2016년 2월 워크숍의 테마를 '전체 대상 대응형 지역포괄케어로의 도전'으로 했다.

예산 규모로 보면 지역포괄케어시스템 관련 비용은 생활 곤궁자 자립지원제도의 예산의 100배다. 개호보험의 거택서비스의 2014년도의 총비용은 4.1조 엔인데, 생활 곤궁자 자립지원제도의 2015년도 국가 예산은 400억 엔에 불과하다. 관료에게 있어서 담당하는 제도, 사업의 금액이

---

32) 역주: 지명이다. 치타반도(知多半島).

힘의 원천이고 척도인 점을 생각하면 지역포괄케어시스템을 주관하는 노건국이 사회, 원호국이 주관하는 생활 곤궁자 자립지원제도를 무시하고 「신복지비전」의 실현에 반드시 적극적이지만은 않을 가능성이 있다.

(2) 복지계 대학의 위기의식과 대응

필자는 「신복지비전」에서 현재의 복지인력, 특히 사회복지사와 정신보건복지사에 대한 그리고 그 양성 기관에서의 (수직적)교육에 대한 후생노동성의 강한 불만을 읽을 수 있었다. 사회복지사에 관한 언급은 한 곳밖에 없으며, 더욱이 복지에 관한 상담에 응하며 조언, 지도, 관계자와의 연락 · 조정, 기타의 원조를 하는 자로 기술하기보다는 그러한 업무를 (법적으로) 하는 자로서 위치 지워져 있는 사회복지사로 기술하고 있다. 실제로 그러한 업무를 하고 있다고는 명시하지 않는 점에서 매정함이 느껴진다. 학교연맹과 일본 소셜워크 교육학교연맹이 오랜 기간 요구하고 있는 사회복지사의 임용 확대에 대해서는 전혀 언급하고 있지 않다. 더욱이 제3의 기둥에서는 정신질환을 가진 사람들에 대한 지원에 관해서 적혀 있음에도 불구하고 정신보건복지사에 관한 기술은 없다. '소셜워커(소셜워크)'라는 용어도 전혀 사용되고 있지 않다. 대조적으로 개호복지사는 「신복지비전」에서 3번 언급하고 있다. 2014년 10월에 보고된 「복지인재 확보 대책 검토회에 있어서 논의의 정리」도 대부분 개호인재의 확보에 관해 검토 · 제언하고 있다.

일본사회복지교육학교연맹[33]의 전 회장이자 현 고문인 오오하시켄

---

33) 필자 니키류 총장이 이 글을 쓴 2015년 말의 시점에는 일본복지대학 총장이면서 동 연맹의 회장이었다.

사쿠(大橋謙策)는 신저에서 「신복지비전」에 관해 '불행히도 이들 니즈 대응형 서비스의 모양을 말하면서 이들을 담당하는 인재 중에서 사회복지사, 정신보건복지사라는 소셜워커에 관해서 거의 언급하지 않는 것은 그러한 직종에 대해 별로 기대하고 있지 않기 때문일까'라고 하고 있다.[11] 필자도 「신복지비전」을 읽고 같은 인상을 받았다.

필자가 이해하는 「신복지비전」의 향후 요구되는 인재상은 (1) 지원의 평가 및 관리 능력을 가지고, (2) '분야 횡단적'인 복지서비스의 지식·기술을 가지며, 더욱이 (3) 제2의 기둥으로 강조되고 있는 ICT를 활용할 수 있는 인재이다. 덧붙여서 제3의 개혁 항에서는 '분야 횡단적'이라는 표현이 5번이나 사용되고 있다. 이 3가지는 적절한 것으로 생각된다. 필자는 복지계 대학의 학생이 (1)과 (2)의 능력을 습득하기 위해서는 사회복지직과 다른 직종과의 연계를 체감할 수 있는 다직종 연계교육의 도입·확충이 불가결하다고 생각한다. 복지계 대학의 교원 자신이 자기의 좁은 전문성의 틀을 깨고 대학 안팎에서 다직종 연계의 교육·연구·실천에 적극적으로 참여할 필요가 있다.

복지계 대학이 이러한 개혁을 신속히 실행하고 상기 3가지 요건을 충족할 실력이 있는 사회복지사를 다수 양성한다면 사회복지사의 직역은 크게 확대되고 고교생·수험생의 복지 이탈도 극복할 수 있을 것이다. 말할 필요도 없지만 이상의 대전제는 복지계 대학 졸업생이 사회복지사 자격을 취득하는 것이다.

더욱이 향후 복지계 대학에서는 사회복지사만이 아닌 다른 관련 자격의 획득을 촉진하기 위한 교육개혁도 필요하게 될지도 모른다. 또한 대규모 대학에서는 복수 자격을 취득하기 위한 연수 등의 창설로 대응할 필요가 있게 될 것이다. 2015년 4월 무렵 화제가 된 개호복지사와 보육사 자격 일원화 · 일체화는 일부의 관료가 후생노동성 내부의 조율 없이 띄운 애드벌룬으로 현시점에서는 흐지부지되었다고 한다.

복지계 대학이 이러한 상황에 적절히 대응할 수 없으면 복지와 복지계 대학의 지반 침하가 더 진행될 것이다. 더욱이 다른 전문직(간호사 · 보육사, 물리치료사 · 작업치료사 · 언어치료사, 또한 2015년 9월에 제도화가 결정된 공인심리사까지)이 확대된 복지 영역에 점점 진입하여 복지계 대학 졸업생으로서는 취업난을 걱정해야 할지 모른다.

하지만 이러한 고도의 능력을 가진 인재를 복지계 대학의 학부교육만으로 대량으로 양성하기는 어려우며 대학원 교육이나 인정 사회복지사 양성과의 공존도 필요하다고 생각한다. 또한 재원의 뒷받침이 없는 상황에서 이러한 고도의 복지인력의 수요 · 임용이 얼마나 증가할 수 있을지 하는 의문도 있다.

문헌

[1] 二木立 '『福祉』から『ふくし』へ、そして『ふくしの総合大学』へ' 『日本福祉大学学園報』85号:2-5頁,2013 (ウェブ上に全文公開)。
[2] 大橋謙策 '21世紀型トータルケアシステムの創造と地域福祉'。大橋謙策 · 他編『21世紀型トータルケアシステムの創造—遠野ハートフルプランの展開』万葉舎,2002,11-66頁。
[3] 田中滋 '超高齢社会における地域の力: 地域包括ケアシステム構築にあたって' 『日本医師会医療政策会議平成26 · 27年度報告書』,2016。
[4] 大橋謙策『ニーズ対応型福祉サービスの開発と起業化』損保ジャパン日本興亜福祉財団叢書第88号、'福祉マネジメント' 報告書,2016,序章第4節。

| 제4장 |

의료개혁의 전개:
지역의료구상

의료개혁의 전개: 지역의료구상

　제1절에서는 의료경제·정책학의 관점에서 지역포괄케어시스템과 지역의료구상에 관해 개괄적으로 검토한다. 먼저, 둘이 법적·행정적으로는 동일체인 점, 그러나 실제로는 의료를 포함하지 않는 지역포괄케어도 존재한다는 점, 그리고 지역포괄케어시스템에 포함된 병원도 다양함을 지적한다. 마지막으로 후기고령자가 급증해도 급성기 의료 니즈는 줄지 않으며 지역포괄케어시스템이 의료·개호비용을 낮추지 않는 이유를 설명한다.

　제2절에서는 2025년에 '필요병상 수'가 대폭 감소한다는 2가지 장래 예측의 타당성을 검토한다. 「전문조사회 제1차 보고」의 추계에서 향후 입원수료율이 저하하고 있는 점과 「치바대학 보고서」에서 지적되지 않은 최근의 입원수료율 저하라는 두 가지 요인을 지적하고 앞으로도 입원수료율이 계속 저하할 것인가에 대해 생각해본다.

　제3절에서는 지역의료구상을 둘러싼 논점, 또는 유의점을 3가지 지적하고 지역의료구상을 추진해도 필요병상 수의 대폭 감축과 의료비 절감은 어려울 것으로 본인이 판단하고 있는 근거에 대해 언급한다.

제1절 지역포괄케어시스템과 지역의료구상의 관계

지역포괄케어시스템은 2003년에 처음으로 제창되었을 때, 개호서비스를 중핵으로 하는 개호보험제도개혁으로 위치 지워졌고, 의료는 진료소·재택의료에 한정되었다. 그래서 당시 의료관계자들은 지역포괄케어시스템은 의료와는 무관한 것으로 이해하는 것이 일반적이었다. 필자는 일전에 의사회의 강연회에서 '지역포괄케어시스템이 확대되면 개호비용이 증가하여 의료비 재원이 그만큼 억제되는 것은 아닌가?'라는 질문을 받은 적이 있다.

그 후 지역포괄케어시스템의 개념과 범위는 점차 넓어져서 2012년 이후에는 병원의료를 포함하는 것이 명확해졌다. 그 결과 최근에는 지역포괄케어시스템이 향후 의료·복지개혁의 중핵·상위 개념이고, 지역의료구상이나 급성기의료는 조연·하위개념이라는 이전과는 반대의 주장이 제기될 정도가 되었다.

본 절에서는 먼저, 이들 양극단의 이해나 주장은 부정확한 것이고, 둘은 법적·행정적으로도, 실제적으로도 동격·일체이고 상호보완적이라는 점을 제시한다. 다음으로 향후의 인구 초고령화에 대응하여 지역포괄케어시스템이 구축된다면 급성기의료에 대한 니즈는 감소하고 의료·개호비용도 절감될 수 있다는 기대는 환상이라는 것, 그리고 후생노동성 관계자도 그러한 설명은 하지 않고 있음을 얘기할 것이다.[1]

1. 법적 · 행정적으로는 동격이고 일체다[34]

지역포괄케어시스템이라는 용어는 2003년에 처음으로 제창되었지만, 2004~2008년(고이즈미 내각 · 제1차 아베 내각시대)에는 정부(관련)의 공식문서에서 대부분 사라졌고, 그것이 부활한 것은 2009 · 2010년의 「지역포괄케어연구회 보고서」에서였다는 점은 이미 설명했다.[2] 그 후, 이 용어는 2012년 2월에 민주당 노다(野田) 정부의 내각회의에서 결정된 「사회보장 · 조세 일체개혁 대강에 대해서」에서 다시 사용되었는데, '의료 · 개호 등'의 부제가 '지역의 실정에 맞는 의료 · 개호서비스의 제공체제의 효율화 · 중점화와 기능 강화'로 되고 의료서비스 제공체제의 제도개혁과 지역포괄케어시스템의 구축이 동격 · 동렬에 위치했다.[3]

의료제공체제개혁과 지역포괄케어시스템을 동격, 동렬에 두는 입장은 2012년 말에 성립된 제2차 아베 내각에서도 계속되었다. 2013년 8월의 「사회보장제도개혁국민회의보고서」는, 지역포괄케어시스템의 구축과 의료기능의 분화 · 연계를 병기하고 의료개혁과 개호개혁은 글자 그대로 일체가 되지 않으면 안 된다고 강조하여, 의료와 개호의 일체적인 개혁을 제시했다. 그 후, '의료와 개호의 일체적인 개혁'이라는 표현은 의료 · 개호제도 개혁의 표어가 되었다. 상기 보고서의 의료 · 개호 분야의 개혁 부분의 초고를 집필한 켄죠요시카즈(権丈善一)는, 2015년

---

34) 역주: 앞의 역주에서 이미 언급한 것처럼 지역포괄케어시스템이 최근에는 개호만이 아니라 의료 · 복지, 생활지원을 포함하는 광범위한 것으로 진화한 이상 이미 지역포괄케어가 지역의료구상보다는 포괄적이고 그런 점에서 상위에 있다고 보는 것이 자연스러운데 필자는 이를 굳이 동격이고 더욱이 둘이 일체라고 주장을 하는 것으로 판단됨.

말에 출판한 저서에서 '의료개호의 일체개혁'이라는 더욱 간결한 표현을 제시하고 있다.[3]

2013년 12월에 성립한 사회보장개혁프로그램법은 지역포괄케어시스템에 대한 법적 정의를 처음으로 규정했는데, 제4조 제4항에서 정부는 ① 의료종사자, 의료시설 등을 확보하고 유효 활용 등을 도모하여 효율적이면서 질 높은 의료제공체제를 구축함과 동시에, ② 향후의 고령화의 진전에 대처하여 지역포괄케어시스템을 (중략) 구축함으로써, 지역에서 필요한 의료를 확보하기 위하여(이하 생략)라고 하여 효율적이면서 질 높은 의료제공체제와 지역포괄케어시스템의 구축을 동격에 두었다. 이런 입장은 2014년의 의료개호 종합확보추진법에서도 계속되었다.

필자가 반복적으로 강조하고 있듯이 지역포괄케어시스템의 실제는 전국 일률의 시스템이 아닌 네트워크이고, 그것의 구체적인 모습은 지역에 따라 크게 다르다.[2] 더욱이 그 대부분이 발전 중이고, 병원을 포함하지 않는 것이 오히려 많다. 역사적으로 보면 지역포괄케어시스템에는 보건·의료계와 (지역)복지계의 두 개의 원류가 있는데, 후자에는 의료 자체를 포함하지 않거나 포함해도 진료소(의원급), 재택의료만이고 병원의료와는 단절된 것이 적지 않다.

후생노동성의(홈페이지에 게재된) 「지역포괄케어시스템 추진사례집」에 제시된 10개의 선진적인 추진사례의 '이미지도'나 추진사례의 개요 등에는 병원에 대한 언급은 거의 없다(실제로는 3개의 사례는 보건·의료·복지복합체가 모체로 된 특별양호노인홈의 사례이지만, 병원과의 관계는 제시되고 있지 않았다).

2015년에 야마나시현(山梨県) 지자체의 지역포괄케어시스템 만들기를 추진해 온 '팀 야마나시'의 뛰어난 실천기록이 출판되었지만 보건복지직이 주도하다 보니 왕진을 해주는 의사나 의료기관 자체와의 연계는 제대로 진행되지 못했다고 밝히고 있다.[4] 이상에서 볼 때, 실제적으로도 지역포괄케어가 지역의료구상의 상위개념이 아닌 것은 분명하다. 법적, 행정적으로는 지역포괄케어시스템과 지역의료구상과의 구체적인 관계나 구분이 제시되어 있지 않다. 전술했듯이 현재는 지역포괄케어시스템에 병원의료도 포함되지만 주로 지역밀착형의 중소병원(대략 200병상 미만)이고, 고도급성기를 담당하는 큰 병원은 전제하고 있지 않은 것으로 생각된다. 후생노동성의 지역포괄케어시스템을 보여주는 그림도 그렇게 해석된다.

다만, 이에 대한 명시적인 규정은 없다. 예를 들어 필자가 거주하는 아이치현(愛知県)에서는 후지타(藤田)보건위생대학병원이나 나고야(名古屋) 제2적십자병원 등의 대규모병원이 지역포괄케어에 적극적으로 관계하고 있다. 특히 후지타보건위생대학은 의료대학으로서 전국에서 유일하게 지역포괄케어 중핵센터를 설치하는 등 지역포괄케어에 적극적으로 참여하고 있다.[5] 또한 대규모 급성기병원이 많은 '지역의료기능추진기구'(구 전국사회보험협회연합회, 후생연금사업진흥단, 선원보험회 합동)도 전국 57개 병원이 하나가 되어 지역포괄케어의 견인 역할을 담당한다고 하고 있다.[6] 지역포괄케어에 대한 대형병원의 관여 여부는 각각의 병원과 지역이 정하면 된다는 생각이다. 이 점에서 보아도 지역포괄케어는 시스템이 아닌 네트워크라고 할 수 있다.

2. 후기고령자가 급증해도 급성기의료에 대한 니즈는 줄지 않는다

　재택의료나 지역포괄케어시스템을 과대평가하는 사람 중에는 지역
포괄케어시스템에서는 치료하는 의료(큐어)에서 지원하는 의료(케어)
로 전환하고, 급증하는 후기고령자에게는 치료하는 의료보다 지원하
는 의료가 더 필요하므로 급성기의료에 대한 니즈는 줄어들 것이라
고 주장하는 사람도 있다. 우에노치즈코(上野千鶴子)의 베스트셀러『
한 사람의 최후』는 '초고령사회에 있어서의 죽음은 예기할 수 있는 죽
음, 사람은 서서히 약해지고 다리 허리를 세우지 못하게 되어 와상상
태가 된다. 결국 먹을 수 없게 되어 기아상태가 되고 물도 마시지 못
해서 탈수상태가 되며, 호흡곤란으로 하악호흡이 시작되고, 마지막은
글자 그대로 숨을 거둔다. (중략) 이것이 노쇠의 죽음이다'라고 묘사하
고 있다.[7]

　하지만 이런 노쇠사(老衰死)는 고령자의 일부에 해당할 뿐이다. 많
은 고령자는 타 연령층과 같이 급성질환에 걸려 급성기 치료를 받은 후
에 사망하고 있다. 최근에는 경증의 고령 환자나 말기상태의 고령 환자
의 응급차 이용이 증가하고 있다. 이시이에이키(石井暎禧)는 카와사키
시(川崎市) 소방국의 응급환송 환자를 상세히 분석하여 다음 두 가지
를 밝혔다.[8] ① 고령자의 경증자 비율은 40% 이상으로 유아(80% 이
상), 소년(70% 후반), 성인(60% 후반)보다 훨씬 낮다. ② 고령자의 경
증 비율은 2008~2012년에 40% 이상으로 안정되어 있다. 더욱이 이시
이는 본인이 이사장을 맡고 있는 카와사키유키병원(川崎幸病院: 전국
톱 클래스의 고기능 응급병원)의 데이터를 분석하여, 응급입원환자의
사망퇴원율은 연령에 따른 차이가 크지 않다는 것도 보여주고 있다.[9]

관점은 다르지만 미국 예일대학교의 Gill 교수 등은, 지역에서 살고 애초에는 장애가 없었던 70세 이상의 고령자 754명을 대상으로 1998~1999년부터 매월 인터뷰 조사를 하는 등 10년 이상 추적조사를 하여 흥미로운 결과를 보여주고 있다.[10] 이들 중 2011년 6월 말까지 사망한 491명(사망 시의 평균연령 85.8세)의 사망 전 1년간 일상생활의 제한을 초래하는 증후의 유무를 조사, 분석한 결과, ① 사망 1년 이전부터 일상생활에 제한이 있던 고령자는 20%에 지나지 않는다, ② 이 비율은 사망 전 5개월까지는 거의 일정하지만 그 후 급증한다, ③ 사망 1개월까지도 일상생활에 제한이 없는 고령자가 40% 이상이라는 결과를 얻었다. Gill 교수에 따르면, 애초에는 건강했던 고령자를 대상으로 하여 사망까지의 1년간의 경과를 월 단위로 상세하게 조사한 연구는 이것이 처음이라고 한다.

일본에서는 아직 이러한 조사는 없었지만 일본 고령자의 건강수준이 미국보다도 높은 것을 생각하면, 일본에서는 사망 1년 전부터 일상생활에 제한이 있는 고령자의 비율은 더 낮을 것으로 추정된다. 내각부의 고령자의 생활과 의식에 관한 국제비교조사(2010년)에 따르면, 60세 이상의 남녀 중 건강하다고 대답한 비율은 일본 65.4%, 미국 61.2%이었고, 전혀 불편함 없이 지낼 수 있다고 답한 사람의 비율은 일본 89.8%, 미국 63.3%이었다.[11]

이러한 대다수의 건강한 고령자가 심근경색이나 뇌졸중 등의 급성질환이 된 경우에, 치료하는 의료를 하지 않고 처음부터 지원하는 의료만을 하는 것은 본인과 가족의 희망에 반하는 것이며, 현재의 국민의식과는 괴리가 있다.

이와 관련해서 「사회보장제도개혁국민회의 보고서」는 병원이 치료하는 의료에서 치료하고, 지원하는 의료의 담당자로 변화한다고 했다. 다케다(武田俊彦) 후생노동성 대신관방심의관(당시)도 2015년 4월의 강연에서 응급의 수용체제는 지역포괄케어와 불가분이며, 고령자의 2차응급(병원)의 문제는 지역포괄케어시스템 그 자체라는 점을 강조했다.[12] 지역포괄케어연구회의 「2015년도 보고서」(2016년 5월 발표)도, '인생의 최종 단계에 있어서 케어의 방식을 모색함' 항에서 초고령사회에 있어서는 치료하는 의료만으로는 한계가 있다. 인생의 최종 단계의 의료나 개호의 방식을 포함한 치료하고, 지원하는 의료가 요구된다는 변화는 「사회보장제도국민회의 보고서」가 2013년에 명확하게 지적한 대로라고 적고 있다.[13]

3. 지역포괄케어시스템은 전체 의료·개호비용을 줄이지는 못한다

마지막으로 지역포괄케어시스템에 의해 의료·개호비용이 줄어드는 일은 없다는 점을 지적한다. 필자는 1980년대 이래 30년 이상을 지역, 재택케어의 경제평가와 비용효과분석을 연구 주제의 하나로 삼고 있다. 적어도 중도(重度)의 요개호자, 환자의 경우에는 지역이나 재택케어의 비용이 시설케어의 비용보다 크다는 것은 1990년대 이후 의료경제학의 방대한 실증연구를 통해 확립된 국제적 상식이다.[14]

후생노동성은 1990년대까지는 지역이나 재택케어를 확충하면 의료와 개호비를 억제할 수 있다는 기대를 하고 있었는데, 21세기에 들어서부터는 그러한 주장은 하지 않았다. 후생노동성의 사토토시노부(佐藤敏信) 보험국의료과장(당시)은 2008년에 '재택과 입원을 비교할 때, 재택 쪽이 저렴하다고들 얘기해왔는데 이는 경제학적으로 옳지 않다. 예를 들어 여성이 일을 그만두고 부모의 개호를 하거나 재택을 장애제로(barrier-free)로 만들 때의 비용도 포함해서 진정한 의미에서의 논의를 해나갈 시대가 되었다'라고 솔직히 발언했다(2008년 11월 14일 전국공사병원연맹 '국민의 건강회의').

　지역포괄케어시스템의 비판자 중에는 후생노동성이 이를 통한 의료비와 개호비 억제를 목표로 하고 있다고 주장한 사람도 있다. 하지만 후생노동성의 관리나 후생(노동)대신 경험자 중에서 그러한 발언을 하는 사람은 없다. 반대로 사카구치치카라(坂口力) 전 후생노동대신과 츠시마유우시(津島雄二) 전 후생대신 등이 참석한 2014년 좌담회에서 사카구치가 '지역포괄케어시스템이 실현되어도 의료개호의 비용은 줄지 않는다고 생각한다. 지역포괄케어시스템은 사회에 매우 좋은 제도이지만 재정적으로 비용 절감을 가능하게 하는 것만은 아니다'라고 말하자 츠시마도 '동감이다. 제일 중요한 것은 재무성 방식으로 국가의 의료·개호 비용을 낮추려고만 하지 말고 전체로서 효율적으로 기능하는 제도를 향해 방향을 맞추어야 한다'라고 응했다.[15] 의료와 개호의 실태를 모르는 경제관료나 정치가 사이에는 아직도 지역포괄케어시스템으로 비용을 억제할 수 있다는 오해와 환상이 남아 있다.

문헌

[1] 二木立‘地域包括ケアシステムと地域医療構想との関係をどう考えるか？’『日本医事新報』4768号:15-16頁,2015。

[2] 二木立『地域包括ケアと地域医療連携』勁草書房,2015。

[3] 権丈善一『医療介護の一体改革と財政』慶應義塾大学出版会,2015。

[4] 竹端寛・望月宗一郎・他編著『自分たちで創る現場を変える地域包括ケアシステム』ミネルヴァ書房,2015,184頁。

[5] （無署名）‘学校法人藤田学園藤田保健衛生大学・地域包括ケアセンター’『フェイズスリー』2013年11月号：34-35頁。

[6] （無署名）‘全国57病院が一丸 『地域包括ケア』の牽引役を担う 独立行政法人地域医療機能推進機構（ＪＣＨＯ）’『Doctor's Magazine』2015年4月号： 13頁。

[7] 上野千鶴子『おひとりさまの最期』朝日新聞出版,2015,38-39頁。

[8] 石井暎禧‘救急医療の現状と対策’『社会保険旬報』2567号:12-20頁,2014。

[9] 石井暎禧‘病床機能分化と患者のニーズ’『社会保険旬報』2565号:14-20頁,2014。

[10] Chaudhry SI1, Murphy TE, Gahbauer E, Sussman LS, Allore HG, Gill TM： Restricting symptoms in the last year of life: a prospective cohort study. JAMA Intern Med 2013 Sep 9:173(16):1534-40.

[11] 内閣府‘高齢者の生活と意識に関する国際比較調査（平成22年）’『平成24年版高齢社会白書』2012,29,33頁。（ウェブ上に公開）

[12] 武田俊彦‘医療保険制度改革’『社会保険旬報』2605号:12-18頁,2015。

[13] 地域包括ケア研究会‘地域包括ケアシステムと地域マネジメント’三菱ＵＦＪリサーチ＆コンサルティング,2016,13頁。

[14] 二木立‘リハビリテーション医に必要な医療経済・政策学の視点と基礎知識’『文化連情報』436号： 16-24頁,2014（(2):178-192頁）。

[15] 津島雄二・坂口力・三浦公嗣： （特別対談）これからの医療と介護の連携と統合について．一般社団法人日本通所介護事業者協会,2015(www.tsuukaikyo.or.jp/files/user/pdf/141129taidan.pdf)

제2절 2025년 필요병상 수의 추계

2025년에 필요병상 수가 큰 폭으로 감소할 것이라는 2가지의 장래 예측에 대해서 조금 자세히 그 타당성을 검토한다. 하나는 사회보장제도개혁추진본부의 「의료·개호정보의 활용을 통한 개혁의 추진에 관한 전문조사회 제1차 보고」(이하 「전문조사회 제1차 보고」)에 대한 검토이고[1], 또 하나는 치바대학 의학부 부속병원 그룹의 「입원수료율(受療率)의 트렌드와 접근성을 고려한 필요병상 수의 추계」(이하 「치바대 보고」)에 대한 검토이다.[2]

「전문조사회 제1차 보고」에 내해서 섬토했던 필자의 '일본의사신보 분석」[1]에서 범한 착오도 함께 다룬다. 치바대 보고는 전문조사회와는 완전히 다른 방법과 가정 하에 향후의 입원환자 수와 필요병상 수를 추계했음에도 불구하고 2025년의 (정신과병상 제외) 필요병상 수는 107만 병상으로, 「전문조사회 제1차 보고」의 추계인 115~119만 병상과 비슷한 결과를 내고 있다. 동 보고의 결론도 문헌(1)에서 필자가 내린 결론 즉, 앞으로도 병원 병상의 대폭 감축이 어려워서 2025년의 병상 수는 현재의 수준인 135만 병상 정도가 된다는 점, 다만, 향후의 인구 감소가 큰 구상 지역에서는 병상기능의 전환을 압박당하게 된다는 점은 공유되고 있다.

1. 사회보장제도개혁추진본부 「전문조사회 제1차 보고」의 필요병상 수 추계

「전문조사회 제1차 보고」는 향후 병원의 기능분화·연계를 촉진함으로써 병상당 의료자원 총량과 평균입원일수가 변하지 않는다고 가정해

도 '2025년의 의료기능별 필요병상 수'는 115~119만 병상 정도(고도급
성기 약 13.0만 병상+급성기 약 40.1만 병상+회복기 약 37.5만 병상=
약 90.6만 병상. 그리고 만성기 약 24.2~28.5만 병상)가 된다고 추계
했다. 이것은 현재(2013년)의 병상 총수 134.7만 병상(일반병상 100.6
만 병상, 요양병상 34.1만 병상)보다 15.7~19.7만 병상이 적은 숫자다.
기능분화 등을 하지 않은 채 고령화 등을 적용할 경우에 필요한 152
만 병상 정도(현상투영(現狀投影) 시나리오)와 비교하면 실질적으로
33~37만 병상이 줄게 된다.

　이 필요병상 수 추계는 2015년 3월에 발표된 후생노동성의 「지역의료
구상책정 가이드라인」(이하, 「가이드라인」)에 포함된 '2025년 의료수요
의 추계방법'에 근거한 것으로 되어있다. 필자가 과거에 검토할 때 현재
의 요양병상[35)]이 34.1만 병상에서 24.2~28.5만 병상 정도로 5.6~9.9
만 병상 줄어든다는 추계는 이해할 수 있었다. 하지만 현재의 일반병상
(2025년의 고도급성기, 급성기, 회복기병상)이 100.6만 병상에서 90.6
만 병상으로 10만 병상이나 왜 줄어드는지는 몰랐다.

　그 후 가이드라인검토위원회의 여러 위원으로부터 설명을 들으면서
「가이드라인」에는 '일반병상의 입원환자 수 (중략) 중 의료자원 투입량
이 175점 미만인 환자는 재택의료 등으로 대처하는 환자의 의료수요에
포함하여 추계한다'라고 명기된 것을 알게 되었다. 뒤이어서 '만성기기
능 및 재택의료 등에 대한 의료수요는 일체적으로 추계한다'라고 쓰인
것이 175점 미만의 전체 환자를 재택의료 등(개호시설 및 고령자주택

---

35) 2025년 시점에는 '만성기병상'

제4장 | 의료개혁의 전개, 지역의료구상

을 포함)으로 이동시키는 의미라고는 이해하지 못했다. 이 전제는 가이드라인검토위원회의 최종 검토 단계에서 후생노동성이 제안하여 삽입되었지만 그 근거는 제시되지 않았고, 더욱이 당시에 175점 미만의 환자가 어느 정도 있는지에 대한 설명은 없었다고 한다.

「가이드라인」의 '2025년의 의료수요의 추계방법'에는 2025년의 입원수료율은 '2013년도의 성, 연령계층별 입원수료율'과 같은 것으로 간주하고 있다. 이 전제는 입원수료율의 저하를 제대로 반영하고 있지 않은 것이다. 그렇지만 이를 통해 현재의 일반병상 수요의 계산상 추계가 2025년에 10만 병상이 줄어드는 이유는 알 수 있었다.

이러한 일반병상의 추계 결과를 실현하는 대책은 현재까지 전혀 제시되어 있지 않다. 이 점은 요양병상, 만성기병상의 감축에 대해서 '요양병상의 대안 등에 관한 검토회'에서 상세한 검토를 하고, 2016년 1월에 '만성기의 의료·개호 니즈에 대응하기 위한 서비스 모델'(의료 내포형 2개안과 의료 외장형 1개안)이 제시되었던 것과 대조적이다.

필자도 현재 일반병상에 입원하고 있는 환자 중 자원투입량이 175점 미만인 환자의 상당수가 의학적으로는 퇴원 가능한 '사회적 입원환자'일 가능성이 크다고 생각한다. 그러나 그들 중 자택으로 퇴원할 수 있는 환자는 반드시 많지 않으며, 이러한 환자가 재택의료 등으로 이행하기 위해서는 고령자용 시설, 주택이 대폭 정비되지 않으면 안 될 것이다.

2. 「치바대 보고」의 필요병상 수 추계

「가이드라인」과 「전문위원회 제1차 보고」가 현재의 성, 연령계층별 입원수료율이 2025년까지 변하지 않는다고 가정하고 있는 것과는 대조적으로, 「치바대 보고」는 1996~2011년의 15년간 모든 성별 연령별 그룹에서 입원수료율이 계속 낮아진(연간 평균 -0.6%) 사실에 주목하여 이 추이(1999~2005년의 실제치)가 2025년까지 계속된다는 가정 하에 추계한 결과 2025년의 1일당(정신병 환자를 제외한) 입원환자 수가 114만 명이 된다는 결과를 얻었다(단 「전문위원회 제1차 보고」와는 달리 의료기능별 추계는 하고 있지 않음). 여기에 병상가동률을 적용하면 필요병상 수는 107만 병상이 되어 현재보다 25.5만 병상의 배치 변경이 필요한 것으로 되어있다.

「치바대 보고」 추계의 특징은, 「전문조사회 제1차 보고」와는 달리, 병원 병상의 기능분화, 연계를 전제로 하지 않고 '현재의 제도 운용, 사회 상황, 의료적인 상황이 계속'된다고 했을 경우도 필요병상 수는 큰 폭으로 감소한다는 점이다. 이 관점에서 볼 때, 「치바대 보고」는, '장기에 걸쳐 수료율은 저하하고 있으므로, 무리한 제도 운용을 하지 않고 현재 정도의 노력만 해도 입원환자 수와 필요병상 수는 감소한다', '오히려 무리하게 병상을 감축하는 정책이 도입되면 자연 감소 이상으로 병상이 감축될 우려가 있다'라고 하고 있다. 이는 아주 중요한 경고라고 생각된다.

3. 필자의 견해

「치바대 보고」는 최근의 입원수료율 저하의 요인으로 다음의 4가지 후보를 거론하여 정성(定性)적으로 검토하고 있다. ① 의료법에 따른 병상규제로 신규의 증상이 용이하지 않음, ② 진료의 효율화가 이루어짐, ③ 의학, 의료의 진보, ④ 국민의 건강상태 그 자체의 향상. 또한 '고령 빈곤층의 증가, 종말기에 대한 가치관의 변화는 수료율 저하의 새로운 요인이 될지도 모른다'라고도 기술하고 있다. 치바대학의 연구 자에게는 향후 이러한 요인을 정량(定量)적으로 검토해주기를 기대한 다. 그러나 기왕의 의료정책 실증연구에서 확인된 2개의 중요한 요인 이 빠져 있다.

첫째, 병원의 병상당 직원 수가 증가한 결과 평균입원일수가 큰 폭 으로 줄고 1병상당 실입원 환자 수가 증가한 것이다. 구체적으로는 2000~2014년의 14년 동안, 병원 총수의 100병상당 상근 환산 직원 총수는 99.7명에서 130.3명으로 30.6명(30.7%) 증가하고, 평균입원 일수는 39.1일에서 29.9일로 9.2일(23.5%)이나 줄었다. 「치바대 보고」 도 상기 ② 진료의 효율화의 요인으로 재원일수의 단축은 언급하고 있 지만 그것을 가져온 병상당 직원 수의 증가는 언급하고 있지 않다.[36]

둘째, 2000년의 개호보험제도 창설 이후(정확하게는, 1989년의 '골 드 플랜' 이후), 공적 고령자시설이 급증하고 그것이 특히 병원 기능을 상당히 대체한 것이다. 구체적으로는 2000~2014년의 14년 사이에 병 원 병상 총수는 164.7만 병상에서 156.8만 병상으로 7.9만 병상 감소

---

36) 병상당 직원 수와 평균입원일수가 역상관의 관계에 있는 것은 필자가 1987년의 저서[3]에서도 지적 한 바 있다. 구체적으로는 「후생성 국민의료종합대책본부 중간보고」의 장기입원의 시정 방침을 검 토하면서 일본 병원의 인적자원의 부족이 입원 기간의 장기화를 초래하고 있는 증례로서 병원 개설 자별 평균입원일수와 종사자 수의 사이에 강한 역상관(상관계수=-0.875)이 있음을 보여주었다. 국 제비교 상으로도 평균병상 수와 병상당 종사자 수의 사이에 역상관이 있다는 사실은 최근 후생노동 성 공식문서에서도 나타나고 있다(후생노동성 「의료·개호에 관련된 장기추계」 2011. 6. 2(11쪽). '평균입원일수와 1병상당 직원 수~각국의 상황'). 다만, 이 역상관은 '재정제도 등 심의회'나 지역의 료구상 등의 논의에서는 거론되지 않았다.

했다. 하지만 공적 고령자시설의 대표인 특별양호노인홈과 노인보건시설의 정원은 도합 53.2만 명에서 86.1만 명으로 32.8만 명이나 증가했다.〈표2〉

　이는 사실 병원 병상 감소의 4.2배나 된다. 사실상의 사적 고령자시설이라고 할 수 있는 유료노인홈이나 서비스제공 고령자주택의 증가는 더욱 현저하다. 특히 유료노인홈 정원은 2000년 3.7만 명에서 2014년 39.1만 명으로 10배가 되고, 노인보건시설 36.2만 명을 웃돌기에 이르렀다(후생노동성 「사회복지시설 등 조사」). 2011년에 제도화된 서비스제공 고령자주택도 급증하여 2014년에 15.9만 개, 2016년에 20.9만 개에 달했다(서비스제공 고령자주택 정보제공시스템).[37]

〈표2〉 병원, 공적고령자 시설의 추이(2000~2014년)

시설		2000년	2014년	증감(증감률)
병원	100병상당 직원 수(명)	99.7	130.3	+30.6(+30.7%)
	평균재원 일수(일)	39.1	29.9	-9.2(-23.3%)
	병상 수(병상)	1,647,253	1,568,261	-78,992(-4.5%)
공적고령자 시설	특별양호노인홈 (명)	298,912	498,327	+199,415(+66.7%)
	노인보건시설(명)	233,536	362,175	+128,639(+55.1%)
	계(명)	532,448	860,502	+328,054(+61.6%)

자료 : 후생노동성 「의료시설·병원보고」 및 「개호서비스시설·사업소조사」

---

37) 필자는 1985년 「병상수·노인홈 정원의 국제비교」(일본을 포함한 7개국 비교)를 하여 선진자본주의국가 간에서는 '병원병상＋노인홈 정원'은 일정할 가능성을 시사했다.[4] 1990년에는 대상을 15개국으로 확대하여 이 관계를 재검토하고, 노인수용케어시설과 병원과는 대체 관계에 있음을 정량적으로 제시했다.[5]

이러한 재원 일수 감소나 공적고령자 시설의 증가가 앞으로도 계속 될 때는 입원수료율은 계속 저하할 가능성이 있다. 그러나「기본(骨太) 방침 2015」에 따라 사회보장관계비(국비)의 증가는 향후 3~5년간 인구고령화 해당분(5,000억 엔) 이외는 인정받지 못하게 되었다. 앞으로도 의료의 고도화에 따라 1병상당 직원 수는 증가하겠지만 지금까지와 같은 속도로 증가하기는 어려우므로 평균입원일수의 감소 속도도 둔화할 것으로 생각된다.「전문조사회 제1차 보고」가 2025년 필요병상 수의 추계 시에 의료자원 총량의 증가도 재원 일수의 단축도 포함하지 않은 것은 이를 예측하였기 때문인지도 모른다.

같은 이유로 공적 고령자시설의 증가도 향후 상당히 억제될 것은 확실하다. 정부는 그 대신 공적 부담이 적은 유료노인홈이나 서비스제공 고령자용주택을 장려할 것으로 생각된다. 하지만 이들은 공적 고령자 시설에 비해 이용료가 훨씬 높아서 저소득층에게는 그림의 떡과 같다. 현재 요양병상이나 일반병상에 입원하고 있는 환자가 이러한 시설에 대폭으로 이동하기는 어려울 것이다.

「전문조사회 제1차 보고」와「치바대 보고」모두 부족함을 느끼게 한다. 양자 모두 필요병상 수의 추계만을 하고 그와 밀접한 대체관계 혹은 보완관계에 있는 고령자시설의 필요 수의 추계는 하고 있지 않은 점이 그렇다. 이는「사회보장제도개혁국민회의 보고서」(2013년 8월)가 의료·개호분야의 개혁에서 의료와 개호의 일체적인 개혁을 강조했던 것과 대조적이다.

후생노동성은 2016년 2월 도도부현별 피보험자 1인당의 의료비와 개호비를 합계한 2013년도의 자료를 공표했다(경제, 재정일체 개혁추진위원회 제7회 사회보장 워킹그룹. 자료 3). 후생노동성이나 치바대학의 연구그룹은 이처럼 의료시설과 (공사)고령자시설을 합한 2025년의 필요 수의 추계를 할 필요가 있다.

문헌

[1] 二木立 '病床『20万削減』報道をどうみるか? 『専門調査会第 1 次報告』と『ガイドライン』との異同の検討' 『日本医事新報』2015年6月27日号 (4757号) : 15-16頁 (二木立『地域包括ケアと地域医療連携』勁草書房,2015,第 2 章第 1 節(51-58頁)).

[2] 井出博生・他 '入院受療率のトレンドとアクセス性を考慮した必要病床数の推計' 『社会保険旬報』2015年8月21日号 (2613号) :14-21頁。元報告は平成26年度厚生労働科学研究費補助金・地域医療基盤開発推進研究事業 '医療需要及び医師供給に関する多変量推計モデル' H26-医療-指定-027。研究代表者: 藤田伸輔)。

[3] 二木立 '国民医療総合対策本部中間報告が狙う医療再編成の盲点 (上) ' 『社会保険旬報』1987年9月21日号 (1591号) : 10-14頁 (二木立『リハビリテーション医療の社会経済学』勁草書房,1988,44-48頁)。

[4] 二木立 『医療経済学』医学書院,1985,198-201頁。

[5] 二木立 『現代日本医療の実証分析』医学書院,1990,第 1 章 'わが国病院の平均在院日数はなぜ長いのか? ' (1-19頁)。

제3절 지역의료구상 논의 상의 유의점

1. 지역의료구상은 지역포괄케어시스템과 함께 검토해야 한다

지역의료구상은 지역포괄케어시스템과 일체적으로 검토할 필요가 있다고 생각하는 이유는 3가지가 있다. 첫째, 지역의료구상과 지역포괄케어시스템은 법적이나 행정적으로 동격이고 일체이기 때문이다. 이는 앞에서 상세히 설명했으므로 생략한다.

둘째, 지역의료구상에서의 필요병상 수의 추계(감축)는 지역포괄케어시스템의 구축이 전제로 되어있기 때문이다. 2015년 6월에 발표된 정부의 사회보장제도 개혁추진본부 〈의료 · 개호정보의 활용에 따른 개혁의 추진에 관한 전문조사회〉의 제1차 보고 중의 「2025년의 의료기능별 필요병상 수의 추계 결과」에서는 2025년의 전국의 필요병상 수가 2013년의 병상 수보다 15.7만 병상~19.7만 병상 정도 줄어든다고 했다. 하지만 그 대전제는 현재는 병원에 입원해 있지만 의료자원 투입량이 적어서 일반병상, 요양병상 이외의 곳에서도 대처 가능한 환자인 29.7~33.7만 명을 재택, 시설로 이행시키는 것이다. 그러니까 병상 감축은 지역포괄케어시스템을 추진하여 재택, 시설에서 수용하는 환자를 대폭 늘리는 것이 대전제다.

셋째, 대학병원이나 거대병원 등을 제외한 대부분의 병원은 지역의 니즈에 대응하기 위해서나 경영을 지속하기 위해서도, 지역의료구상만이 아니라 지역포괄케어에도 적극적으로 관여할 필요가 있기 때문이다. 지역포괄케어시스템에 참가하는 병원에 대한 명시적인 규정은 없지만, 일반적으로는 지역밀착형의 중소병원(대략 200병상 미만)이

전제된 것 같다. 다만, 대학병원이나 거대병원이 지역포괄케어에 적극적으로 참가하고 있는 지역도 있다. 필자의 근거지인 아이치현도 그중 하나다(2:563-564쪽).

2. 지역의료구상을 추진하다고 해도 필요병상 수가 크게 줄기는 어렵다

다음으로 지역의료구상을 추진해도 필요병상 수의 대폭 감축은 곤란하다고 필자가 생각하고 있는 이유다(1:42-63쪽). 앞에서 언급한 「전문조사회 제1차 보고」는 2025년의 의료기능별 필요병상의 수를 115~119만 병상 정도로 추계했다. 이것은 현상투영(現狀投影) 시나리오(기능분화 등을 하지 않은 채 고령화를 적용시킨 경우)에 따른 152만 병상에 비하면 33~37만 병상이나 적고, 2013년의 병상 수인 134.7만 병상과 비교해도 15.7~19.7만 병상이 적다. 각 신문에서는 후자에만 주목하여 '병상, 최대 20만 병상 감축' 등으로 보도했다.

이에 대해서 필자는 2025년의 전국의 병상 수는 현상투영 시나리오와 지향해야 할 모습의 중간인 현재의 135만 병상 정도가 되지만, 인구감소가 큰 지역의료구상구역에서는 상당히 감소할 것으로 예측한다. 여기서 주의할 점은 2025년에도 현재의 135만 병상 정도라고 하는 예측이 결코 현상 유지를 의미하지 않고, '현상투영 시나리오'(2025년에 152만 병상)에 비하면 실질적으로 17만 병상이나 줄어드는 것이다. 필자가 이렇게 예측하는 이유를 설명하기 전에 졸저 『지역포괄케어와 지역의료연계』 출판 후에 밝혀진 2가지 사실을 추가한다. 하나는 병상 감축의 상당 부분은 공립병원을 중심으로 한 휴면 병상의 반납으로 달성 가능하다는 점이다. 또 하나는 2017년도 말에 폐지하게 되어있는 개호요양병상의 상당 부분은 법적으로는 (생활)시설화할 가능성이 크고, 이를 통해 의료법상의 병상 수도 상당히 줄어들 것으로 생각된다. 다만, 이 경우에도 개호요양병상은 기능적으로는 존속하기 때문에 2006년에 개호병상의 폐지, 감축 방침이 갑자기 정해졌을 때 우려되었던 개호난민은 거의 생기지 않으리라고 생각된다.

병상의 대폭 감축이 곤란하다고 생각하는 논거는 다음 3가지다(1:55쪽). 첫째, 의료자원의 집중 투입 없이 평균입원일수 단축과 병상감축을 하면, 의료인이 피폐해지고 의료가 황폐해진다는 점이다. 필자는 「2025년의 의료기능별 필요병상 수의 추계」 방법에서의 최대의 문제점은 병상의 기능분화 등을 추진하는데 불가결한 직원의 증가를 전제하지 않은 점이라고 생각한다. 이에 비해서 민주당 노다 내각 시절인 2011년 6월에 후생노동성이 발표한 「의료·개호서비스의 수요와 공급의 전망」 중의 개혁시나리오(2025년 모델, 오리지널판)는 급성기의료의 개혁을 위해서 고도급성기병상 직원의 2배 증가, 일반급성기 병상 직원의 60% 증가, 아급성기, 회복기재활병상 직원의 30% 증가를 상정하고 있었다(1:65~70쪽).

둘째, 현재는 급성기병상의 경계선에 있는 것으로 간주되는 '의료자원 투입량' 이하의 급성기병원 대부분이 진료 밀도를 높이고, 경계선을 넘기 위한 경영 노력을 강화하고 있기 때문이다.

셋째, '고령자는 주로 2차 응급의료기관이 수용하므로 2차 응급의 대응능력을 끌어올리는 것이 필요'한데, 급성기병상의 대폭 감축은 이에 역행하기 때문이다.

이 외에도 병상 감축대책 실패의 역사로부터 배울 필요도 있다 (1:59~63쪽). 일본에서는 병원 병상의 대폭 감축 대책은 과거에도 여러 번 있었지만 모두 실패했다. ① 1980년대의 노인보건시설 제도화 시의 병상 반감 대책, ② 2000년의 제4차 의료법 개정 후의 일반병상 반감설, ③ 2006년의 요양병상의 재편, 감축 대책, ④ 2014년 진료수가 개정 시의 7대1 병상의 대폭 감축 대책.

「사회보장제도개혁국민회의 보고서」가 지적한 것처럼 일본의 병원 제도는 민간 병원이 주체가 된 규제 완화된 시장 의존형(민간병원 주도)이기 때문에, 정부가 병원의 개폐에 절대적 권한을 가지는 국영, 공영의료의 유럽국가과 달리 정부의 권한으로 병원 병상을 큰 폭으로 감축하는 것은 불가능하다. '위에 정책이 있으면, 아래에 대책이 있다' 이것이 과거 여러 번에 걸친 병원 병상 대폭 감축 대책이 주는 교훈이며, 이번의 병원 병상 대폭 감축 대책에도 들어맞을 것으로 보인다.

여기서 관점을 바꿔서 지역의료구상 수립을 둘러싼 '도도부현, 지역의료구상 조정회의'에서의 논의에 관해서 얘기한다. 첫째, 졸저 『지역포괄케어와 지역의료연계』에서도 지적한 것처럼 지역의료구상은 '도도부현 의료비적정화계획'과 일체가 되는 것이고, 이 계획의 입장에서 병상 감축 압력이 강해지고 있다. 가장 고통이 적은 병상 감축 방법은 '휴면 병상'의 반납이며, 향후 공립병원 중심으로 그러한 감축과 반납은 상당히 진행될 것이다.

둘째, 2014년의 〈의료개호 종합확보추진법〉에 따라 도도부현에는 병상 감축의 강한 권한이 주어졌다. 하라노리히사(原德壽) 의정국장(당시)은 그것을 '품에 무기를 숨기고 있다'라고 표현했다. 그러나 법적으로도 도도부현이 민간병원의 병상을 감축하는 것은 매우 어렵다. 더욱이 후생노동성이 2015년 3월에 발표한 「지역의료구상책정 가이드라인」은 '(의료기관의)자주적인 노력'을 몇 번이나 강조하고 있어 이 무기가 행사되는 일은 거의 없을 것으로 보인다.

셋째, 지역의료구상의 필요병상 수는 도도부현의 행정과 의사회, 병원 단체 사이의 역학관계에 따라 크게 바뀐다. 필자가 담당자 등으로부터 직접 또는 강연회 등에서 들은 3개 지역(縣)의 실정은 다음과 같다. 아오모리현(青森県)은 공립병원 우위이며, 아오모리현 주도로 공립병원을 중심으로 한 병상 감축 계획을 발 빠르게 수립하고 있어, 아오모리현의 담당자도 병상 감축이 자기의 과업이라고 말하고 있다. 이에 비해서 고치현(高知県)은 민간병원이 압도적으로 우위이며, 고치현의 담당자도 급격한 전환으로 환자의 갈 곳이 없어지지 않도록 경과조치 등이 필요함을 강조하고 있다(의료과학연구소 심포지엄, '지역의료구상을 둘러싸고-지역의료, 그 실정과 과제' 「의료와 사회」 26권 3호). 미에현(三重県)도 민간병원 우위이며, 미에현의사회 간부는 '미에현의 의료구상의 90%는 의사회 쪽에서 정했다. 이 점은 일본 제일'이라고 호언장담하고 있다.

3. 지역의료구상을 추진해도 의료비는 줄지 않는다

지역의료구상을 추진해도 의료비 감소는 어렵다. 아베 내각이 지역의료구상과 지역포괄케어시스템의 구축을 통해 의료비와 개호비를 삭감할 수 있다고 기대하고 있는 것은 틀림없는 것 같다. 다만, 이에 대해서 언급한 후생노동성의 공식문서는 없고, 후생노동성 관리나 역대 장관으로서 그것을 주장한 사람도 없다.

필자는 병상의 완만한 기능분화와 재택케어의 추진은 필요하고, 고도급성기병상의 집약화와 감축도 필요하다고 생각하고 있다. 다만, 이에 따른 의료비와 개호비의 억제는 어려울 것으로 판단하는 가장 큰 이유는 향후 후기고령자가 급증해도 급성기의료 니즈는 줄어들지 않기 때문이다. 이것에 대해서는 이미 자세히 설명했다(2:54~56쪽).

필자는 「사회보장제도개혁국민회의 보고서」가 '고치는 의료'에서 '치료, 지원하는 의료'로의 전환을 제창한 것을 높이 평가하고 있다. 각종 국제조사에서 밝혀져 있듯이 일본 고령자의 건강 수준은 세계 최상위다. 그러한 건강 고령자가 심근경색이나 뇌졸중 등의 급성질환에 걸렸을 때, 고치는 의료 즉 급성기의료를 하지 않고 처음부터 지원하는 의료 즉 만성기의료만을 하는 것은 본인과 가족의 희망에 반하고, 현재의 국민의식과 괴리된다.

현재의 일본의 진료수가(건강보험수가), 개호수가(장기요양보험수가)에서도 만성기병상의 의료비와 시설케어, 재택케어의 비용의 차이는 작고, 재택케어 추진에 따른 공적 비용의 절감은 극히 제한적이다. 또한, 의료경제학의 방대한 실증연구를 통해서 비용을 공적 비용에서 (공적 비용 외에도, 사비 부담 비용이나 비공식케어에 대한 비용을 포함한) 사회적 비용으로까지 확대하면, 지역, 재택케어비용은 시설케어 비용보다도 높다는 것이 분명히 밝혀져 있다(1:184~188쪽).

이 사실은 후생노동성의 담당자도 숙지하고 있다. 예를 들면 스즈키 보험국장은 「병원」지 2016년 12월호의 인터뷰에서 다음과 같이 말했다. '재택이 저렴하다고 생각되기 쉽지만, 서비스를 이동해서 제공하지 않으면 안 되기 때문에, 분명히 기회비용이 듭니다. 특히 의사는 인건비가 비싸고, 이동에 고액이 듭니다. 이런 의미에서는 정말로 고립된 자택이 효율적인지, 그렇지 않으면 서비스제공고령자용주택과 같이 모여서 거주하고, 아래층이나 근처에 진료소나 방문간호스테이션이 있는 것이 좋은 것인지, 재택의 서비스 제공의 본연의 모습을 생각하지 않으면 안 됩니다(930쪽).'

〈보충 설명〉 지역의료연계추진법인은 거의 늘지 않을 것이다

지역의료연계추진법인은 전국적으로 보면 거의 보급되지 않을 것이다 (1:78~88쪽). 당초(2013년)에는 비영리 지주회사 구상이 제창되었고, 여기에는 2가지가 있었다. 마츠야마유키히코(松山幸弘) 등이 제창한 거대사업체(IHN) 구상이 그 하나고, 켄죠젠이치(権丈善一)가 지역의 의료·개호서비스의 네트워크화를 도모하는 제도개혁의 일례로서 제시한 것이 다른 하나다. 그리고 거대사업체 구상에는 의료의 영리 산업화의 위험이 있었지만, 후생노동성의 '의료법인의 사업 전개 등에 관한 검토회'에서 일찍이 거부되었다. 그 결과, 최종적으로는 지역포괄케어, 지역의료구상을 진행시키는 것을 목적으로 하고 사업 범위를 '지역의료구상구역'(2차 의료권)으로 하는 '지역의료연계추진법인'을 추진하게 되었다.

필자는 지역의료연계추진법인을 포함한 향후의 병원 재편에 대해서 다음과 같은 예측을 하고 있다. 지역의료가 붕괴의 위기에 직면하고 있는 과소지역이나 고도급성기의료의 과당경쟁이 생겨 공공병원이 함께 망할 위험이 있는 지역 등 소위 양극단의 지역을 제외한 대부분 지역에서 지역의료연계추진법인은 거의 설립되지 않는다. 한편, 향후 〈의료개호 종합확보추진법〉에 근거한 지역의료구상 만들기의 과정에서 병상기능구분의 명확화와 공존이 10년 단위로 서서히 진행되면

지역포괄케어와 지역공생사회 일본의커뮤니티케어

서 이에 대응하여 병원의 재편도 진행될 가능성은 상당히 있다. 그러나 이 경우도 그 주역은 지역의료연계추진법인이 아니라 대규모 병원그룹이 주도하는 병원 인수합병(M&A)이 우세하게 된다.

또한 엄밀히 말하면, 지역의료연계추진법인제도에는 의료의 영리산업화의 불씨가 남아 있다(1:84~85쪽). 다만, 동 법인의 설립이 극히 제한적일 것으로 예측되기 때문에, 이로 인해서 일본의 의료제공체제 전체가 영리산업화하고 거대기업이 의료를 지배하는 일은 생길 수 없다.

후지타(藤田)보건위생대학 등은 전국최대 규모의 지역의료연계추진법인 '비산카이(尾三会)'(가칭)의 설립을 준비하고 있다. 이 법인에는 다른 지역의료연계추진법인과는 크게 다른 특징이 있다. ① 대학이 있는 오와리(尾張) 동부 의료권의 테두리를 넘어 나고야(名古屋) 의료권 등 다수의 의료권에 걸치는 광역 연계를 전제로 하고, 20개 이상의 병원, 진료소, 노인보건시설의 참가를 예정한다. ② 법인 통합은 하지 않고 참가법인의 경영 독립성을 유지하며, 지역의료연계추진법인의 중심이 되는 법인 간의 병상 수의 조정 등은 하지 않는다. ③ 연계추진업무의 첫째가 개호사업과 기타 지역포괄케어의 추진에 이바지하는 사업이다.

이에 비해 원래 거대사업체(IHN)의 대명사였던 '오카야마(岡山)대학 메디컬센터'(오카야마대학의학부 부속병원을 중심으로 한 오카야마 시내의 6개의 국, 공립병원의 경영통합)의 설립은 병원 간의 합의가 이루어지지 않아 난항하는 것으로 알려져 있다.

복지개혁의 전개: 지역공생사회

복지개혁의 전개: 지역공생사회

　본 장에서는 정부(후생노동성)가 최근 발표한 복지개혁 관련 문서를 검토한다. 제1절은 지역공생사회를 이해하기 위해서 그것이 지역포괄케어 및 의료와 가지는 관계를 짚어본다. 제2절에서는 아베 정권이 2016년 6월 내각회의에서 결정한 「일본 1억 총활약 플랜」 및 이에 따라 후생노동성이 같은 해 7월에 발표한 '〈우리 일 · 다 함께〉 지역공생사회' 실현본부 자료를 복지개혁에 초점을 맞춰 검토한다. 아베 총리에게는 현실주의의 측면도 있으나, 플랜과 실제 시책 사이에 모순도 있음을 지적할 것이다. 제2절에서는 「2016년판 후생노동백서」를 검토하여 후성노동성이 지역공생사회를 인구고령화를 극복하는 사회 모델로 하고 있으나 이를 패러다임 시프트라고 할 정도는 아님을 설명한다. 제3절에서는 2016년 말에 발표된 후생노동성의 「지역력 강화 검토회 보고서」를 검토한다.

제1절 지역공생사회에 대한 이해

1. 법적, 행정적 정의

'지역공생사회'의 이념에는 크게 공감하고 있다. 하지만 법적이나 행정적으로는 그 내용의 구체성이 부족하다는 생각이다. 지역공생사회 혹은 공생사회라는 용어는 복지 관계자들에게는 낯익은 말일 것이다. 그러나 의외로 이 용어에 대한 법적 정의는 현재도 없다. 행정문서에서 처음으로 사용된 것은, 2016년 6월 내각회의의 「일본 1억 총활약 플랜」에서다.

이 플랜은 '지역공생사회의 실현'과 관련해서 다음과 같이 기술하고 있다. '어린이, 노인, 장애인 등 모든 사람이 지역, 생활, 삶의 보람을 함께 만들고 서로 높일 수 있는 〈지역공생사회〉를 실현한다. 이를 위해 지원하는 측과 받는 측으로 나뉘는 것이 아니라, 지역의 모든 주민이 역할을 갖고 서로 지원하면서, 자신답게 활약할 수 있는 지역커뮤니티를 육성하여 복지 등의 지역 공공서비스와 협동하고 서로 도우면서 살아갈 수 있는 구조를 구축한다. 또한 기부문화를 양성하여 NPO와의 연계나 민간자금의 활용을 도모한다.'

이 지역공생사회의 이념은 숭고하지만, 그것을 실현하기 위해서 복지에 있어 불가결한 의료에 대해서는 전혀 언급하지 않고 있다. 한편 지역공생사회의 대상을 '어린이, 노인, 장애인 등 모든 사람'으로 하는 점이 후술하는 지역포괄케어시스템과 다르다. 후생노동성은 이 내각회의 결정을 받아들여 2016년 7월에 '〈와가코토·마루고토(我が事·丸ごと)〉[38] 지역공생사회 실현본부'를 설립하였다.

이렇게 지역공생사회가 행정적으로 가볍게 취급되는 것은 2018년 2월 16일의 내각회의에서 결정된 「고령사회대책 대강(大綱)」에서도 마찬가지다. 여기에는 다음과 같은 이념적인 문구가 적혀 있을 뿐이다. '제도, 분야별 〈종적 관계〉를, 〈지원하는 측〉, 〈받는 측〉이라는 관계를, 사회보장의 틀을 넘어 지역주민과 다양한 주체가 서로 지지하고, 주민 개개인의 생활과 삶의 보람과 지역을 함께 만들어 가는 지역공생사회의 실현을 목표로 한다. 그리고 지역주민과 복지사업자, 행정 등이 협동하고 공적인 체제의 지원과 상응하여 개인이나 세대가 안고 있는 지역생활과제를 해결하여 가는 포괄적인 지원체제의 구축 등을 추진한다.'

이는 앞에서 살펴본 '지역포괄케어시스템'이 법적인 정의가 있는 것과 대조적이다. '지역포괄케어시스템'은 2003년의 「2015년 고령자개호」에서 처음으로 공식적으로 제기된 이후, 2004~2008년의 '법적, 행정적 공백(정체)기'를 거쳐 2009년 이후 행정 측면에서 구체화되어 왔지만 2012년까지는 법적 정의가 없었다. 그러나 2013년 12월에 성립한 〈지속 가능한 사회보장제도의 확립을 도모하기 위한 개혁의 추진에 관한 법률〉(사회보장개혁프로그램법)에서 법적 정의가 처음으로 이루어졌다. 2014년 6월에 성립된 〈지역의 의료 및 개호의 종합적인 확

---

38) 역주: 저출산, 고령화, 사회보장비의 한계를 전제로 장애 등의 유무에 관계없이 지역주민에 의한 서로 돕기(호조(互助))를 '내 일' 또는 '우리 일'처럼 여기어 공적지원으로 대응할 수 없는 사람과 앞으로 공적제도에서 제외되는 사람들을 돕고, 기존 제도를 '다 함께', '통째로' 규제 완화함으로써 생산성과 효율성을 향상시키는 것을 말한다. 번역하기 어려운 댓구적 표현이어서 여기서는 일본 원어를 그대로 옮겼지만 이 이후에는 '우리 일 · 다 함께'로 번역한다.

보의 촉진에 관한 법률〉(의료개호 종합확보추진법)은 제1조(목적)에서 '지역에서 효율적이고 질 높은 의료제공체계를 구축하는 것과 함께 지역포괄케어시스템을 구축한다'는 것을 명기하고, 제2조에서 사회보장개혁프로그램법 안에 있는 지역포괄케어시스템의 정의를 다시 게재하였다.

2. 지역공생사회와 지역포괄케어의 관계

지역포괄케어시스템의 대상은 법적으로는 고령자에 한정되어 있지만, 지역공생사회는 대상을 '아동, 노인, 장애인 등 모든 사람'으로 하는 점에서 차이가 있다. 지역공생사회와 지역포괄케어시스템의 관계에 대한 확실한 규정은 없다. 2017년의 개호보험법 등 개정안의 국회 심의 과정에서 시오자키 장관은 지역공생사회는 '지역포괄케어시스템의 이른바 상위개념'이라고 추상적으로만 답하였다(2017년 4월 5일 중의원 후생노동위원회).

후생노동성의 웹사이트〈지역공생사회의 실현을 위해서〉에는 '지역포괄케어시스템 등과의 관계'라는 제목 하에, '지역공생사회의 실현을 위한 포괄적 지원체계'와 '지역포괄케어시스템 구축에 대해서'의 2개의 만화 같은 그림이 그려져 있다. 전자에는 '고령자', '장애인', '생활 궁핍자 지원', '아동, 육아가정'의 4개의 타원이 제시되어 있고, '고령자' 타원 안에 '지역포괄케어시스템'이 포함되어 있지만, 지역공생사회와 지역포괄케어의 관계에 대한 자세한 설명은 없다.

제2절 「일본 1억 총활약 플랜」과 '지역공생사회 실현본부'

아베신조 수상은, 소비증세 인상을 2번째 연기할 방침을 표명한 다음날(2016년 6월 2일), 「기본방침 2016」, 「일본재흥전략」, 「규제개혁실시계획」과 「일본 1억 총활약 플랜」의 4가지를 내각회의에서 결정했다. 예년에는 「기본방침」이 가장 중요시되었지만, 아베 총리는 「일본 1억 총활약 플랜」을 강조했다. 이 문서에는 임박한 7월 참의원 선거의 대책이라고 하는 측면도 있었지만 아베 총리는 동 선거에서 대승한 후인 8월 3일에 개최된 내각 개편 후 기자회견에서, 한 번 더 '1억 총활약의 깃발을 한층 더 높게 세우겠다'라고 선언했다. 같은 날의 내각회의 결정 「기본방침」에서도, '⟨1억 총활약⟩ 사회의 실현'에 대한 기술이 과반을 차지했다. 여기서는 「일본 1억 총활약 플랜」에 대해 검토한다.

2016년 7월 15일에 후생노동성이 발족시킨 '⟨우리 일·다 함께⟩ 지역공생사회 실현본부'의 자료2 「지역포괄케어의 심화, 지역공생사회의 실현」도 아울러 검토한다. 이는 「일본 1억 총활약 플랜」에 포함되는 여러 시책 중에 후생행정에 관련되는 것을 중심으로 향후 후생행정 전반의 '그랜드 디자인'을 검토하고 있는 것으로 생각된다.

1. 「일본 1억 총활약 플랜」

(1) 플랜의 개요- '새로운 3개의 화살'과 '일하는 방식 개혁'의 2가지 축

플랜은 '1. 성장과 분배의 선순환 메카니즘'에서 향후 시책의 기본으로 '1억 총활약 사회'를 제시하며, 이를 만들기 위한 큰 목표로 '전후 최대의 명목 GDP 600조 엔', '희망 출생률 1.8', '개호이직 제로'의 3가지를 제시하고, 이 목표를 향해 새로운 3가지의 화살을 쏜다고 선언했다. 이는 ① 희망을 낳는 강한 경제, ② 꿈을 자아내는 육아 지원, ③ 안심으로 연결되는 사회보장이다.

'2. 1억 총활약 사회의 실현을 위한 횡단적 과제인〈일하는 방식 개혁〉의 방향'은, 다음 3가지 목표를 제시하고 있다. '① 동일노동 동일임금의 실현 등 비정규고용자의 대우 개선, ② 장시간노동의 시정, ③ 고령자의 취업촉진'이다. 이상에서 볼 때 플랜은 '3개의 화살과 과녁' 그리고 '일하는 방식 개혁'을 2가지 축으로 하고 있다고 말할 수 있다.

3부터 5까지는 전술한 3개의 과녁을 향한 추진 방향을 제시하고 있다. 그중에서 '4.〈개호이직 제로〉를 향한 추진방향'은 4가지인데, 2번째가 '건강수명의 연장과 개호부담의 경감'이다. '5. 전후 최대의 명목 GDP 600조 엔을 위한 추진방향'은 16가지인데, 2번째가 '세계 최첨단의 건강입국으로'이다. 마지막 '6. 10년 앞의 미래를 대비하는 로드맵'은 각 화살마다 구체적인 '대응책'과 이를 위한 '구체적인 시책'을 자세하게 제시하고 있다.

예를 들어, '개호이직 제로의 실현'(목표), '안심할 수 있는 사회보장'(화살)의 대응책은 9개 있고, '① 고령자의 이용 니즈에 대응한 개호서비스 기반의 확보'나 '⑥ 건강하고 풍부한 노후를 보낼 수 있는 수명의 연장을 위한 노력' 등을 포함한다. 또한 '일하는 방식 개혁'의 대응책은 각 과녁의 대응책에 분산해서 포함되어 있다.

플랜에서 의료 개혁에 대한 기술은 단편적이다. 같은 날의 내각회의에서 결정된 「기본방침 2016」의 34~36쪽에 기재되어 있지만, 특별히 새로운 맛은 없다.

(2) 의료 및 복지와 관련한 주목 사항, 복수자격 공통의 기초과목 창설과 지역 공생사회의 실현

플랜에 처음으로 포함된 시책으로 의료·복지 관계자가 가장 주목해야 할 시책은 '개호이직 제로의 실현'을 위한 대응책으로, '⑨ 지역공생사회의 실현'(60쪽)에 '의료·개호·복지의 전문자격에 대해서, 복수자격에 공통의 기초과정을 마련하여 한 명의 인력이 복수의 자격을 취득하기 쉽게 하는 것을 검토한다', '의료·복지의 업무독점 자격의 업무범위를 현장에서 효율적, 효과적인 서비스 제공이 진행되도록 재검토한다'라고 되어있다. 「신복지비전」에서는, '분야 횡단적인 자격의 방법에 대해서, 중장기적으로 검토를 진행해 나가는 것이 필요하다고 생각한다'라고 추상적으로 기재되어 있던 것과 비교하면, 대단히 진전된 서술이다. 이 점은 뒤에서 '〈우리 일·다 함께〉 지역공생사회 실현본부' 자료를 검토할 때 자세히 기술할 것이다.

플랜 중 복지전문직에 대한 기술을 보면, 사회복지사와 일반 소셜워커에 대한 기술은 없는 반면 '학교 소셜워커'의 기술은 4개소나 있다. 특히 플랜의 본문 '과제를 가진 아이들에 대한 배움의 기회 제공'의 서두에는, '특별한 배려가 필요한 아동 학생을 위한 학교 지도체제의 확보, 학교 상담사, 학교 소셜워커의 배치 등 교육상담 기능의 강화를 위해 노력한다'라고 되어있다. 정부 문서의 최상위에 있는 '내각회의 결정'의 본문에 학교 소셜워커의 역할이 명기된 것은 처음이고 획기적이라고 할 수 있다. 그리고 〈부표〉에는, 학교 소셜워커(SSW)를 2015년 2,247명에서 2019년 10,000명으로 5년간 4배로 늘리는 수치 목표도 제시하고 있다.

더욱이 정신보건복지사에 대해서는, '정신장애인 등의 직업훈련을 지원하기 위해, 직업훈련학교에 정신보건복지사를 배치해 그 지원을 받으면서 직업훈련을 수강할 수 있도록 하는 등 수용체제를 강화한다' 라고 되어있다. 이는 정신장애인 등의 직업훈련학교에 한정한 기술이 지만, 「신복지비전」이 정신보건복지사에 대해 전혀 언급하지 않았던 것 과 비교하면, 정신보건복지사의 직역 확대가 '내각회의 결정'에 언급된 것은 큰 진전이라고 할 수 있다.

복지관계자가 플랜에서 또 하나 주목해야 할 것은 지역공생사회의 실현을 주창하는 점이다. '아동, 고령자, 장애인 등 모든 사람들이 지역, 생활, 삶의 보람을 함께 만들고 서로 높일 수 있는 지역공생사회를 실현한다. 이를 위해 지원하는 측과 받는 측으로 나뉘는 것이 아니라, 지역의 모든 주민이 역할을 갖고 서로 지원하면서, 자신답게 활약할 수 있는 지역 커뮤니티를 육성해 복지 등의 지역의 공적 서비스와 협동해 서로 도우면서 살 수 있는 구조를 구축한다. 또 기부문화를 양성하고 NPO와의 연계나 민간자금의 활용을 도모한다.'

이 지역공생사회의 설명, 정의는 내용적으로는 「신복지비전」이 제기 한 '새로운 지역포괄지원체제', '전체 세대·전체 대상형 지역포괄지원' 에 가깝다. 하지만 이 두 용어는 사용되고 있지 않다. 지역공생사회라 고 하는 용어는 복지, 특히 지역복지의 연구자나 실천가에게는 익숙한 말이겠지만 「신복지비전」에서는 의외로 사용되고 있지 않다. 후생노동성은 「신복지비전」이라는 이름을 버리고 실리를 얻은 것인지도 (「신복지비전」에서 제기한 새로운 지역포괄지원체제, 전체 세대, 전체 대상형 지역포괄지원이라는 복지관계자 이외에는 약간 이해하기 어려운 용어, 신조어를 '지역공생사회'라는 일반 국민이라도 이해하기 쉬운 용어로 전환하였는지도) 모른다.

(3) 플랜은 분배 중시의 진보적(liberal) 사회정책으로 보이지만…

플랜의 가장 큰 특징은 성장과 분재의 선순환을 강조하는 것으로 이 표현을 8번이나 사용하고 있다. 이는 아베가 간사장(당시)을 했던 고이즈미 정권이 '개혁 없이는 성장도 없다'를 캐치프레이즈로 내걸고, 첫 「기본방침」(2001년 6월 내각회의에서 결정)이 '경제성장'을 15번이나 언급하고 분배는 전혀 언급하지 않았던 것과 대조적이다. 다른 나라에 대한 언급도 거의 유럽에 한정되어 있고(6번) 미국에 대한 언급은 한 번밖에 없다.

'1. 성장과 분배의 선순환 메카니즘'에서 평가 대상으로 한 5항목도 이념·언어적으로는 타당한 것으로 보인다. ① 육아 지원의 충실, ② 개호지원의 충실, ③ 고령자 고용의 촉진, ④ 비정규 고용자의 처우개선 촉진, ⑤ 최저임금의 인상. 특히 ④와 ⑤의 '일하는 방식 개혁'은 오랜 기간 노동조합이나 민주당(현·민진당), 공산당이 요구했던 것과 맥을 같이 한다.

'성적 지향·성적 자기인식에 대한 올바른 이해를 촉진'

필자가 플랜을 읽고 가장 놀란 것은 '〈희망 출생률 1.8〉을 위한 추진 방향'의 마지막에 '성적 지향, 성적 자기인식에 관한 올바른 이해를 촉진함과 동시에, 사회 전체가 다양성을 수용하는 환경 만들기를 추진한다'라고 하는 진보적인 한 문장이 포함되어 있었다는 점이다. 이와 똑같은 표현이 「기본방침 2016」에도 포함되어 있었다(10쪽).

이 한 문장은 2016년 5월에 공표된 「일본 1억 총활약 플랜(초안)」에도 「기본방침(초안)」에도 없었는데, 그 후의 내각회의 결정 직전에 급히 삽입되었다. '성적 지향, 성적 자기인식'의 올바른 이해의 촉진이 내각회의에서 결정된 것, 즉 정부 최상급의 공식문서에 명기된 것은 처음이다.

이 배경을 확인해보니 이나다토모미(稲田朋美) 자민당 정무조사회장(당시)이 주도하여, 2016년 2월에 자민당 내에 '성적 지향, 성적 자기인식에 관한 특명위원회'가 설치되고 여기서 정리한 '성적 지향, 성적 자기인식의 방향을 수용하는 사회를 목표로 하기 위한 당의 기본적인 사고'가 5월 25일의 총무회에서 승인되어 그것이 같은 일자로 자민당의 공식방침이 되었다(자민당 HP). 이러한 자민당 결정에 근거하여 두 번의 내각회의 결정에서 그러한 문장이 급히 삽입되었던 것으로 생각된다.

일본이든 미국이든 전통을 고수하는 보수파는 성적 지향의 '다양성'을 배격하고 있다는 점에서 이는 180도 전환이라고도 할 수 있다. 진짜 보수파인 아베 총리나 이나다 정무조사회장이 이러한 '리버럴'한 표현, 방침을 허용하고 추진하는 것은 놀라운 일이다. 자민당은 2016년 7월 참의원 의원선거 공약인 '정책 BANK'에서 '성적지향·성적 자기인식에 관해 넓고 올바른 이해 증진을 목표로 한 의원입법의 제정'을 내걸었다. 그러나 자민당 내 보수파의 이견이 속출하였고, 이나다가 내각에 입각하면서 법안의 추진자가 없어지고 임시국회 법안제출은 보류되었다.

아베 총리에게는 현실주의의 측면도

저널리스트인 모리켄(森健)은 플랜 등의 원안이 공표된 후에, '아베 정권은 최근 20년 사이에 제일 리버럴한지도 모르겠다'라는 지인의 지적을 소개한 후, '〈Hate speech 대책법〉 등의 인권법안들을 보면 좌파가 공격하기 어려운 것으로 생각된다. 그렇게 생각하면 지금의 인권법안들도 솔직히 환영해도 좋은 것인지 고민스럽다'라고 했다.[1] 요미우리신문 오사카본사 편집위원인 하라쇼우헤이(原昌平)는 '아베 정권이 시작한 〈사회정책〉'에 주의를 환기시키면서, 다음과 같이 경고하고 있었다. '우파 정권이 사회정책을 추진하는 것이 반드시 의외인 것은 아니다. 나치 독일은 보건의료나 고용정책에 힘을 썼다. 우습게 봐서는 안 된다.'[2]

아베 총리의 경제정책 '아베 노믹스'의 브레인인 하마다코우이치(浜田宏一, 예일대학 명예교수. 내각관방 고문)는 아베 총리가 '헌법이나 안전보장이라고 하는 테마와 경제정책을 구분하고 있는 것으로 생각된다. 경제정책은 결과가 나오지 않으면 의미가 없다는 현실주의일지도 모른다'라고 평가하고 있다.[3] 아사히신문 편집담당보좌인 미나미시마 신야(南島信也)도 다음과 같이 주의를 환기하고 있다. '아베 스스로가

지역포괄케어와 지역공생사회 일본의커뮤니티케어

〈싸우는 보수〉로 자칭하여, 자칫하면 미디어측도 보수적인 측면만을 강조하여 전하기 쉽다. 이것은 아베의 일면에 지나지 않는다. 정치가는 복잡한 생물이다. 단순화한 구도는 알기 쉽지만 아베를 이해하기 어렵게 하는 것은 아닌가?', '이념 우선으로 흔히 평가되는 아베 총리이지만, 저에게는 리얼리스트로 느껴졌다. (중략)아베가 추구하고 있는 것, 그것은 비원(悲願)이라 할 헌법 개정을 완수하는 것이다. 그리고 모든 것은 그것을 위한 포석에 지나지 않는다.'[3]

필자 본인은, 플랜을 읽고 나카소네야스히로 수상(당시)이 1986년 7월의 중의원, 참의원 동시 선거에서 대승해 '1986년 체제'를 확립한 후, 자민당이 '날개를 왼쪽으로 펼쳐서 사회당의 생존 기반을 빼앗았다'라고 호언했던 것을 생각하며 아베 정권은 수가 높다고 느꼈다.[4] 아베 정권 지지의 자세를 분명히 하는 '요미우리신문'의 하시모토 고로(橋本五郞)도, 7월의 참의원 의원선거 후 아베 총리에게 나카소네 수상을 모방해 '왼쪽 날개를 펼쳐라'라고 제언했다.[5]

플랜과 현실 시책의 모순

플랜의 목표와 아베 정권이 진행하고 있는 현실 시책과의 사이에 큰 모순과 엇갈림이 있는 것도 무시할 수 없다. 최대의 모순은 아베총리가 소비세율 재인상을 다시 연기했기 때문에, 각 시책을 실현하기 위한 안정적인 재원이 없다는 점이다. '안심할 수 있는 사회보장'을 위해서는 사회보장비의 증액이 불가결하지만, 2015년의 「기본방침 2015」에서 결정된 향후 3~5년간 매년 사회보장관계비의 증가를 5,000억 엔

이내로 억제하는 방침은 올해도 답습되고 있다.

'개호이직 제로'는 야심적인 목표이지만 무라카미마사야스(村上正泰) 야마가타대학 교수가 날카롭게 지적했듯이, '9년 만에 개호수가를 인하했으면서 개호 기반을 가일층 정비해나간다는 것은 정책으로서의 정합성이 매우 부족'하다고 할 수밖에 없다.[6] 또한 후생노동성 사회보장심의회 개호보험부회에서 심의되어 2017년의 통상국회에 법안이 제출된 요개호 1, 2의 통소개호나 방문개호의 생활원조, 복지용구 대여의 보험 비급여화(원칙적으로 본인 부담화) 등도, '개호이직 제로'에 역행한다고 할 수 있다.[39]

'일하는 방법 개혁'과 관련해서도 상시간노동을 가속하는 '연장수당 제로 제도'를 포함한 노동기준법 개정안은 '장시간노동의 시정'에 역행한다. 또한 '일하는 방법 개혁'은 본래 후생노동성 소관의 '노동정책심의회'(공익, 노동, 경영의 대표 각 10명으로 구성)에서 논의해야 하지만, 그것과는 별도로 '일하는 방법 개혁 담당성' 아래에 새롭게 설치되는 '일하는 방법 개혁 실현개혁회의'에서 논의되었는데, 이 회의에는 노동대표가 1명밖에 포함되지 않았다.

'성적 지향, 성적 자기인식에 관한 올바른 이해를 촉진'한다는 리버럴한 방침에도, 민주당(현재 민진당)이 준비하고 있던 LGBT[40] 차별금지법안이나 동성혼, 파트너십제도를 파괴하기 위한 목적이 있다는 지적도 있다.[7]

---

39) 이들 보험 비급여화는 이용자·사업자의 강한 반대에 따라 2017년도 개혁에서는 빠졌다.

40) 역주: LGBT는 성 소수자 중 레즈비언(Lesbian), 게이(Gay), 양성애자(Bisexual), 트랜스젠더(Transgender)를 합친 약어이다

더욱이 앞서 언급한 바와 같이 자유민주당의 특명위원회가 정리한 LGBT의 이해 증진을 촉진하기 위한 법안 개요에 대해서는 당내에서 이견이 속출하여 가을 임시국회 제출은 보류되었다. 그만큼 향후 아베 정권이 플랜에 근거해 제시하는 일련의 사회정책에 대해서는 양면론적인 평가와 유연한 대응이 필요한 것 같다.

2. 지역공생사회 실현본부 자료

'〈우리 일·다 함께(我が事·丸ごと)〉 지역공생사회 실현본부'는 후생노동대신을 본부장, 11개 국장 등을 본부원으로 하는 전원 후생노동성 조직으로 '지역력 강화', '공적 서비스 개혁', '전문 인력' 3개의 워킹그룹을 포함한다. 또한 '〈우리 일·다 함께(我が事·丸ごと)〉'라는 말은 플랜에는 없으며 시오자키 대신이 작명했거나 좋아했던 것인 듯하다. 여기서는 본부 발족 시에 공표된 자료 '2. 지역포괄케어의 심화, 지역공생사회의 실현'(이하, 「자료 2」)을 검토한다.

「자료 2」는 서두 '2035년의 보건의료시스템의 구축을 위해서'에서 ① 지역포괄케어시스템의 구축, 의료개호서비스 체제의 개혁, ② 데이터헬스 시대의 보험자 기능 강화, ③ 헬스케어산업 등의 추진, ④ 글로벌 관점의 보건의료정책의 추진 등 4가지 개혁을 추진한다고 하고 있다.

(1) 시책 목표연도는 2035년으로 연장

시책의 목표연도가 '사회보장, 세금 일체 개혁' 때의 2025년에서 2035년으로 10년 연장된 점이 주목된다. 시오자키 후생노동대신의 사적 간담회가 2015년 6월에 정리한 「보건의료 2035」는 보건의료시책의 목표연도를 2035년으로 할 것을 제안했었는데, 이번에 이것이 후생노동성의 공식 방침이 되었다고 할 수 있다.

말할 필요도 없이 2025년은 '베이비 붐 세대' 전원이 후기고령자가 되는 해이다. 그러나 일본의 인구고령화, 저출산은 그 후도 계속되어 2035년에는 베이비 붐 주니어 세대가 65세에 도달하기 시작하여 2040년에는 전원이 65세 이상이 되며, 사망자 수가 최고조에 달할 것으로 추계되고 있다. 이 때문에 필자는 목표연도의 연장은 타당하다고 생각한다.

(2) 지역포괄케어시스템의 구축의 4가지 기둥

'① 지역포괄케어시스템의 구축'의 기둥은 다음의 4가지이다. '질이 높고, 효율적인 의료제공체제', '지역포괄케어시스템의 구축', '지역포괄케어시스템의 심화, 지역공생사회의 실현', '의료개호인력의 확보, 양성, 인력 커리어 패스의 복선화.'

이들 중 처음 두 가지는 예전부터 제시되었던 시책이다. 나머지 두 가지는 2015년 9월에 후생노동성의 프로젝트팀이 발표한 「신복지비전」 (통칭. 정식 명칭은 '누구든지 서로 지지하는 지역의 구축을 위한 복지서비스의 실현: 새로운 시대에 대응한 복지의 제공 비전)에서 제기된 것이지만 마지막 기둥에서는 「신복지비전」보다 진전된 내용이 제시되고 있다(「신복지비전」의 포괄적인 분석은 문헌[8][9] 참조). 이는 플랜 중 지역공생사회의 실현에 포함되어 있던 '의료 · 개호 · 복지의 전문자격에 대해, 복수 자격에 공통 기초과정을 마련하여 한 명의 인력이 복수의 자격을 취득하기 쉽게 하는 것을 검토한다'(60쪽)는 내용에 대응한 것이라고 할 수 있다.

(3) 의료직, 복지직의 복수 자격에 공통 기초과정

4번째 기둥과 관련한 구체적인 조치로서 '의료 및 복지의 복수 자격에 공통 기초과정을 창설하여, 기초과정과 자격별 전문과정의 2단계 양성과정으로 재편하는 것을 검토'하고, '자격 소지에 의한 이수 기간의 단축, 단위 인정의 확대를 검토'한다는 2가지를 제시하고 있다. 검토대상이 되는 '의료 · 복지관계 자격의 사례'로서 간호사, 준간호사 등 8개의 의료직(의사, 치과 의사, 약사는 불포함), 사회복지사, 개호복지사, 정신보건복지사, 보육사의 4가지의 복지직을 제시하고 있다.

향후의 저출산화와 인구감소를 생각하면 의료 · 복지 분야에서도 '의료 · 복지인력의 최대 활용을 위한 양성과정의 재검토'는 불가피할 것이다. 이것이 계획대로 추진된다면 의료 · 복지인력 양성과정에 있어 사상 최대의 개혁이 된다. 하지만 직종마다 역사적인 축적이 있으므로, 현실적으로 '공통 기초과정'이 검토되고 있는 것은 인력 부족이 사회문제화하고 있는 보육사와 개호복지사의 공통 기초과정이나 개호복지사와 준간호사의 공통 기초과정뿐인 것으로 듣고 있다. '육아, 개호', '보육, 개호서비스'라는 일체적(한 용어로 만든) 표현이 많이 사용되고 있는 것은 그것을 암시한다고 할 수 있다. '사회보장, 세금 일체 개혁'이나 '사회보장제도개혁국민회의 보고서'에서도, '보육'과 '개호'의 개혁은 강조되고 있지만 양자는 별개로 언급되고 있었다.

개호복지사와 보육사, 또는 개호복지사와 준간호사의 복수 자격을 취득하기 쉬워졌다고 해도 양 자격에서 규정된 직무를 동시에 할 수 있는 직장은 전문직 부족이 특히 심각한 산간벽지의 시설이나 지역포괄케어에 한정될 것으로 예측된다. 이러한 지역이나 직장에서는 복수 자격을 가진 직원은 아주 유용하게 활용될 것으로 생각된다.

이에 비해 소셜워커 자격의 개혁에 관해서는 후생노동성도 아직 명확한 방침을 갖고 있지 않은 것 같다. 소셜워커 양성단체나 직능단체가 적극적으로 현실적인 개혁안을 제시할 필요가 있고, 그렇게 된다면 충분히 실현될 수 있을 것으로 생각된다.

〈보충 설명〉 「기본방침 2016」에서 주목해야 할 것

「기본방침 2016」에서 제일 인상적인 것은 서두의 제1장 '1. 일본 경제의 현상과 과제'의 어디에도 아베 총리가 2016년 4월부터 소비세를 10%로 반드시 인상한다는 2014년 총선거 시의 공약을 파기하고 소비세율 인상을 2년 반이나 재연기하는 이유를 언급하고 있지 않은 점이다. 이와 관련하여 제5장 '5. (1) 사회보장'에서 '사회보장, 세금 일체 개혁'이 사라진 것에도 주목해야 한다. 「기본방침 2015」에서는 같은 부분에서 두 번이나 '사회보장, 세금 일체 개혁을 확실히 추진한다'라고 언급하고 있던 것과 대조적이다. 이런 점에서 「기본방침 2016」은 '사회보장, 세금 일체 개혁'의 사실상의 사망선고라고 할 수 있다.

「기본방침 2016」 전체에서 눈에 띄는 것은 '가시화'와 '선진, 우량 사례', '好사례'라는 용어로, '가시화'는 목차(표제)에서도 세 번이나 나온다. '선진, 우량 사례의 전개 촉진'의 중심에는 '건강증진, 예방서비스'가 자리하고 있다(31쪽). 반면 「기본방침 2015」의 키워드의 하나이던 '서비스의 산업화'(22, 26, 32쪽)나 '사회보장분야의 산업화'(30쪽)라는 표현은 사라졌다.

'의료(개혁)'에서는 '인생의 최종 단계에서의 의료의 모습'이 독립 항목으로 되

172

어있는 점이 주목된다(36쪽). 「기본방침 2015」에서는 '의료 · 개호 제공체제의 적정화'(31쪽) 안에서 한 문장만 언급하고 있던 것과 비교해서 대단히 격이 올랐다고 할 수 있다. 다만, 이에 따른 의료비 억제에 대해서는 언급하고 있지 않다. 이는 아베 총리가 '존엄사는 매우 무거운 문제'이지만, '중요한 것은 이를 소위 의료비와 관련해서 생각하지 않는 것'이라고 2013년 2월 20일의 참의원 예산위원회에서 적절히 발언했던 내용이 반영된 것인지도 모른다.

문헌

[1] 森健 '［人権法案群］『リベラル』な安倍政権' '毎日新聞' 2016年5月24日朝刊。

[2] 原昌平 '安倍政権が始めた『社会政策』' '京都保険医新聞' 2015年12月5日号。

[3] 朝日新聞取材班編『この国を揺るがす男－安倍晋三とは何者か』筑摩書房、 2016,192,202,205頁。

[4] 服部龍二『中曽根康弘－「大統領的首相」の軌跡』中公新書,2015,255-256頁（発言の初出：中曽根康弘 '新時代を築く自民党の使命－1986年体制のスタート' 『月刊自由民主』1986年6月号：38-51頁）。

[5] 橋本五郎 '拝啓安倍晋三様－左ウイングを広げよ' '読売新聞' 2016年8月4日朝刊。

[6] 村上正泰 '新鮮味に欠ける『一億総活躍』緊急対策' 『医薬経済』2015年12月15日号：30-31頁。

[7] 三沢典丈 '同性婚は論外？－自民党のLGBT方針の愚' '東京新聞' 2016年4月29日朝刊（ウェブ上に公開）。

[8] 二木立 '厚労省ＰＴ『福祉の提供ビジョン』をどう読むか？－医療関係者が注目・参考にすべき3点' 『日本医事新報』2015年10月17日号（4773号）：17-18頁。

[9] 二木立 '厚労省ＰＴ『福祉の提供ビジョン』をどう読むか？' 『日本福祉大学社会福祉論集』134号：1-8頁,2016。（ウェブ上に公開）［本章第1節］

제3절 2016년판 『후생노동백서』

후생노동성은 2016년 10월 4일, 『2016년판 후생노동백서』를 발표했다. 부제는 '인구고령화를 뛰어넘는 사회모델을 생각한다'로 이것이 제1부의 테마로도 되어있다. 제1부를 읽어 보면, 인구고령화를 뛰어넘기 위해 정부, 후생노동성이 취하고 있는 최신의 여러 정책을 알 수 있다.

1. 제1부의 구성: '생애현역사회'를 목표로 한다

제1부는, 제1장 일본의 고령자를 둘러싼 상황, 제2장 고령기의 생활, 지역의 지원, 건강만들기와 개호예방, 취업에 관한 의식, 제3장 고령기를 지원하는 의료와 개호 제도, 제4장 인구고령화를 넘어선 관점으로 구성된다.

제1, 2장에서는 고령화와 고령자에 대한 관청 통계(객관 데이터)와 독자적인 위탁조사(40세 이상의 남녀를 대상으로 한 의식조사)의 결과가 다수 소개되고 있어 자료집으로도 사용할 수 있다. 이와 관련해서는, '고령기에 원하는 장소에서 살아가는 데 필요한 것'으로 '의료기관이 근방에 있는 것'(54.3%)이 가장 높고, '개호보험 서비스를 이용할 수 있는 것'(38.2%)이 그다음으로 높은 점이 눈에 띈다. 제1, 2장에서 주목할 것은 '고령기의 취업 상황'(제1장 제3절), '취업에 관한 의식'(제2장 제5절) 등 고령자의 취업이 다면적으로 분석되고 있는 점이다.

그리고 제4장의 제1절이 '의욕과 능력이 있는 고령자가 활약하는 생애현역사회'인 것을 생각하면, 후생노동성은 향후의 초고령, 저출산 사회를 극복하는 '사회 모델'(의 하나)로서 고령자의 취업을 한층 더 증가시키는 '생애현역사회'를 목표로 하는 것을 알 수 있다. 필자도 그것은 타당하다고 생각하여 같은 관점에서 매년 학위 수여식의 총장 인사말에서 졸업생에게 '대학을 졸업한 후에도 계속 공부하고, 가능한 한 오랫동안 일하는 것'을 당부한다.

제3장은 현행 의료보험제도, 의료제공제도, 개호보험제도의 개론이다.

제4장은 제1절 의욕과 능력이 있는 고령자가 활약하는 생애현역사회, 제2절 건강 만들기, 질병 등의 예방 추진, 제3절 지역에서 안심하고 자기답게 늙을 수 있는 사회 만들기, 제4절 생활과 사는 보람을 함께 만드는 '지역공생사회'로의 패러다임의 변화로 이루어진다.

2. 지역포괄케어는 네트워크라고 명언하다

제4장 제3절은 지역포괄케어시스템의 현시점에서의 도달 지점과 앞으로의 방향성에 대한 해설로, 의료·개호, 주거에 관한 설명을 하고 있다. 제3절에서 가장 주목할 것은 지역포괄케어시스템이 네트워크 (만들기)인 것을 몇 번이나 강조하고 있는 점이다. 지역포괄케어시스템을 '의료·개호, 개호예방, 거주 및 생활지원이 포괄적으로 제공되는 네트워크를 만드는 것'으로 정의하고 있다. 제4절의 서두에서는 '지역포괄케어시스템이란 〈지역에서 살아가기 위한 지원의 포괄화, 지역연계, 네트워크 만들기〉에 다름없다'라고 기술했다. 후생노동성의 공식문서에서 이 정도로 직설적인 표현이 사용된 것은 처음이다. 『백서』의 '참고문헌'란에는 '지역포괄케어 시스템의 실태는 네트워크'라고 강조한 졸저 『지역포괄케어와 지역의료연계』(경초서방, 2015)도 인용되

어 있다.

지역포괄케어시스템에 대한 설명에서 또 하나 주목할 것은 '보험 외 서비스'의 확대에 대해 거의 언급하지 않고 있는 점이다(엄밀히 말하자 면 제3절의 서두(146쪽)에서 '지역포괄케어시스템을 추진해 나가기 위 해서는 개호보험 등 공적 서비스에 더해 고령자 생활의 질 향상에 이바 지할 공적 보험 외 서비스 등도 충실히 해 나갈 필요가 있다'라고 쓰여 있으나, 그 후에는 이에 관한 기술은 한군데밖에 없다(176쪽에서 '보험 외 서비스 활용 가이드 북'에 살짝 인용한 것 뿐).

179쪽의 그림 '다양한 주체에 의한 생활지원, 개호예방 서비스의 중 층적인 제공'에는 사업주체로서 민간기업도 포함되어 있지만, '보험 외 서비스'에 대한 기술은 없다(제4절의 '지역사회 재생의 의의'(207쪽)에 는 '주민이 〈우리 일〉로 지역 활동에 참여하는 것' 즉, '호조(互助)'를 강 조하고 있으나 '보험 외 서비스'에 대해서는 언급하지 않았다). 이 책 제 3장 제4절에서 언급한 것처럼 최근(2016년 9월) 공정거래위원회나 규 제개혁추진회의가 '혼합개호의 탄력화', '이용요금의 자유화'를 당돌하 게 주장하고 있는 만큼, '백서'의 이런 입장은 적절해 보인다.

한편, 지역포괄케어시스템의 설명이 거의 고령자 시책에 한정된 것 은 유감이다. 시오자키 후생노동대신은 『백서』서두에서 지역포괄케어 를 '고령자 시책 문제에 그치는 것이 아니라, 모든 주민을 위한 구조로 심화시키고 싶다'라고 하고 있는데도 그래서 더 유감이다(제3절의 지 역포괄케어시스템의 해설은 고령자 시책 범위 내에 엄격히 제한되어 있다. 전술한 바와 같이 제목이 '지역에서 안심하고 자기답게 늙을 수 있는 사회 만들기'이다. 유일한 예외는 제3절 마지막 '정리'(199쪽)에서

'지역포괄케어시스템이라는 이념을 구체화하기 위해서는 (중략)고령자만이 아닌 장애인, 아이들 등 모든 사람의 삶을 지역에서 지원하기 위한 네트워크를 만들어 가나는 것이 중요하다'라고 적혀 있는 것이다).

3. 지역공생사회가 새로운 '사회 모델'

제4절에서는 '지역포괄케어를 심화시켜 갈 필요가 있다'라고 하며, '〈지역공생사회〉로의 패러다임의 변화'를 제기하고, 2015년 9월 후생노동성 프로젝트팀 「신복지비전」의 '전체 세대, 전체 대상형 지역포괄지원체제' 및 2015년 6월 「일본 1억 총활약 플랜」의 지역공생사회가 소개되고 있다. 아울러 후자에서 명시된 '종합적인 복지인력의 육성·확보'(의료·복지의 복수 자격에 공통의 기초과정을 창설', '자격 소지에 따른 이수 기간의 단축, 단위 인정의 확대' 등)이 소개되고 있다.

이상에서 후생노동성은 '지역공생사회'를 향후의 '인구고령화를 뛰어넘는 사회 모델'이라고 생각하고 있는 것을 알 수 있다. 필자도 이 방향은 타당하다고 생각한다. 물론 필요한 예산이 확보된다는 전제에서다. 다만, 제3절의 지역포괄케어시스템의 설명이 꽤 구체적인 것과 다르게 제4절의 지역공생사회의 설명은 거의 향후 전개할 예정인 시책 소개가 대부분이어서 박력이 부족해 보인다.

'공생사회'라고 하는 용어는 남녀공생사회, 농촌과 도시와의 공생사회, 장애인과 비장애인과의 공생사회 등 1970년대 이후 여러 영역에서 사용되어 왔다. 「신복지비전」에서도 '공생사회를 실현하기 위한 마을 만들기', '공생형의 지역사회를 재생, 창조' 등의 표현이 다수 사용되고 있었다. 그러나 의외로, 정부의 공식문서에서 '지역공생사회'라고 하는 용어가 사용된 것은 「일본 1억 총활약 플랜」이 처음인 것 같다(아동, 고령자, 장애인 등 모든 사람이 지역, 생활, 사는 보람을 함께 만들고, 서로 자존심을 높일 수 있는 '지역공생사회'를 실현한다). 시오자키 후생노동대신도 2016년 5월 19일 참의원 후생노동위원회에서 '이번에 새롭게 포함시켰다'라고 답변했다.

4. 지역공생사회는 패러다임의 변화는 아니다

다만, 지역공생사회가 '패러다임의 변화'라고까지는 얘기하기 어렵다는 생각이다. 지역공생사회에 포함된 생각은 벌써 1970년대부터 오카무라시게오(岡村重夫) 등의 지역복지 연구자가 선구적으로 주장하고 있었다. 뿐만 아니라 후생성(당시) 자신이 1990년 사회복지사업법 개정(이른바, 복지 8법 개정) 시에 다음과 같이 '기본 이념'으로 포함하고 있었다. '중앙정부, 지방공공단체, 사회복지법인, 기타 사회복지사업을 경영하는 자는 복지서비스를 필요로 하는 자가 (중략) 지역에서 필요한 복지서비스가 종합적으로 제공되도록 (중략) 복지사업, 기타 사회복지를 목적으로 하는 사업을 함에 있어서 의료, 보건, 기타 관련 시책과의 유기적인 연계를 도모하여 지역에 맞는 창의와 연구를 하고, 또 지역주민 등의 이해와 협력을 얻도록 노력하지 않으면 안 된다.'

오오하시켄사쿠(大橋謙策)는 이 사회복지사업법 개정을 사회복지행정, 정책의 '코페르니쿠스적인 전환'이라고 부르고 있다(『지역포괄케어의 실천과 전망』 중앙법규, 2014, 8쪽). 『백서』가 후생성 자신의 4반세기 이전의 선구적인 정책 전환에 대해 언급하지 않은 것은 유감이다.

또한 시오자키 대신은 지역공생사회에 '우리 일·다 함께'라고 하는 일정한 수식어를 붙여 사용하기를 좋아하여 7월에는 부처 내에 대신을 본부장으로 하는 '〈우리 일·다 함께〉 지역공생사회실현본부'를 설치했다. 다만, 『백서』의 본문에서 이 표현은 설명문에서는 한 번도 사용되지 않았고, 내각회의에서 결정된 '지역공생사회'만이 사용되고 있다.

제4절 지역력 강화검토회 보고서

후생노동성은, 2015년 9월의 「신복지비전」과 2016년 6월의 「일본 일억 총활약 플랜」을 토대로, 2016년 7월에 '〈우리 일·다함께(我が事·丸ごと)〉 지역공생사회실현본부'를 설치했다. 후생노동성의 '지역에서의 주민 주체적 과제 해결력 강화, 상담지원체계의 방향에 관한 검토회(지역력 강화검토, 회장 하라다마사키(原田正樹) 일본복지대학교 교수)'는 지역공생사회의 실현을 구체적으로 검토하기 위하여 2016년 10월에 발족했다. 동 검토회는 2016년 12월 26일, 「중간보고: 종래의 복지의 지평선을 넘어서, 다음 스테이지로」를 발표했고, 이를 일부 수정해서 2017년 8월 「최종보고: 지역공생사회의 실현을 위한 새로운 스테이지로」를 발표했다.

1. 중간보고, 「신복지비전」과의 차이점을 중심으로

「지역력 강화검토회 보고서」는 「최종보고서」가 나오기도 전에 「중간보고」의 제언들이 2017년 5월 26일에 성립한 개호보험법 등 일부 개정(31개 법의 일괄 개정) 중의 사회복지법 개정에 포함되었다. 지역공생사회는 지금은 후생노동성 전체가 나서서 추진하는 첫 번째 일로 되어있는데, 「중간보고」에는 향후의 지역공생사회를 생각할 힌트가 적지 않다. 여기서는 앞에서 검토한 「신복지비전」과의 차이점에 초점을 맞추어 검토한다. 「신복지비전」 팀이 후생노동성 각국의 대표들만으로 구성된 데 비해 지역력 강화검토회 구성원(21명)의 과반수는 각지에서 마을 만들기나 의료 · 복지의 네트워크 정비를 주도하고 있는 실천가이고, 후생노동성의 공식문서와는 다른 기술이나 제언이 포함되어 있다.

(1) 지역의 마이너스 면에 대해서도 언급

「중간보고서」는 총론과 각론의 2부 구성이다. 중간보고서의 부제 '종래의 복지의 지평선을 넘어서 다음 스테이지로'는 '복지의 영역을 넘어선 지역 전체가 직면한 과제'를 직시하고, 지역의 지속가능성, 공생문화의 창출, 지역포괄지원체제의 구축을 지향하는 것으로 이해된다.

「신복지비전」이 어디까지나 복지를 기본으로 하고, 그것을 복지 이외의 분야로 확대하는 것인데 비해, 중간보고서에서는 (지역)복지와 지역(마을)만들기가 동격으로 자리매김하고 있다.

'지역공생사회를 실현해 나가기 위해서는 사회적 고립이나 사회적 배제라는 현실에서 발생할 수 있는 과제를 직시할 필요가 있다'라고 하는 등, 지역을 미화하지 않고 지역의 한계점도 반복하여 지적하고 있는 점이 눈에 띈다. 그렇다고 해서 비관론에 빠지지 않고 지역공생사회 실현을 위한 노력을 해나가는 것이 미래의 지역사회, 우리 한 사람 한 사람에게 필요한 것이라는 높은 이상을 내걸고, 각론에서 '우리 일 · 다 함께' 지역공생사회실현을 위한 구체적 과제를 제시한 점은 매우 건설적이다.

(2) 소셜워크 기능 중시의 빛과 그림자

다음으로 주목할 것은 앞으로 지역공생사회의 실현에 '소셜워크 기능'의 중요함을 거듭 강조하고 있는 점이다. '남의 일을 〈우리 일〉로 바꿔 나가는 작용을 하는, 이른바 지역에 있어서의 촉매로서의 소셜워크의 기능이 각각의 주민에게 가까운 권역에 존재하는 것이 필요하다.' 이는 「신복지비전」이 복지인력을 주로 개호직 · 개호복지사에 편중하고 소셜워크를 경시했던 것과는 대조적이다.

각론인 국가의 역할 항목에서 '소셜워커의 양성이나 배치 등에 관해서는 국가자격으로서 현재 양성 커리큘럼의 재검토도 포함해서 검토할 필요가 있다. 인력 확보나 정착에 관해서도 필요한 조처를 해야 한다' 라고 한 것은 획기적이다. 또한, '〈우리 일 · 다 함께〉를 실현하기 위해서는 ① 제도 횡단적인 지식을 가지고, ② 어세스먼트의 힘, ③ 지원계획의 책정 · 평가, ④ 관계자 연계 · 조정, ⑤ 자원개발까지 할 수 있는, 포괄적인 상담지원을 담당하는 인재육성에 종사할 것'이 언급되어 있다. 이 인력의 직종은 명시하지 않았으나 위의 한 문장에서 '소셜워커'를 의미함을 알 수 있다. 이러한 5가지 기능 중, ①~④는 「신복지비전」에도 적혀 있었으나 '⑤ 자원개발'은 중간보고서에서 처음으로 쓰였다.

그러나 중간보고서에서는 소셜워크 기능의 핵심을 담당하는 사회복지사 · 정신보건복지사에 관한 언급은 전혀 없다. 반대로 상술한 10항의 '소셜워크의 기능'을 중시하는 한 문장에 이어, '지자체가 주도하여 단순히 유자격자를 배치하는 형태가 아닌, 또한 특정 복지조직에 한정하는 것이 아닌'이라는 강한 부정적 문장이 추가되어 있다. 이는 소셜워크라는 기능과 사회복지사 · 정신보건복지사라는 자격을 구별하려는 후생노동성의 강한 의지를 느끼게 한다.

　필자도 소셜워크의 기능과 자격은 같지 않다고 생각한다. 그렇지만, 소셜워크의 기능은 사회복지사나 보육사, 보건사, 또 특히 자격을 가지고 있지 않은 지역 개발 워커 등도 담당할 수 있다고 해도, 그 핵심은 사회복지사 · 정신보건복지사가 담당해야 한다고 생각한다. 그만큼 복지계 대학 등에서는 상기 5가지 능력을 갖춘 유능한 사회복지사 · 정신보건복지사를 대량으로 양성할 책무가 있는 것이다.

(3) 사회복지법 개정에도 발을 담그다

　중간보고서는 「신복지비전」에서는 명시되지 않았던 사회복지법 개정의 필요성도 제기하고 있다. 그 핵심은 지역복지계획에 관한 개정으로 ① 책정이 임의인 것을 의무로 바꾸는 것, ② 단순히 책정하는 것만이 아닌 PDCA 절차를 밟을 것을 명확히 규정하는 것, ③ 다양한 분야의 계획을 횡단적, 종합적으로 통합하는 이른바 상위계획으로 자리매김하는 것이다. 또 하나는 사회복지법 제4조에서 '복지서비스를 필요로 하는 지역주민'에 한정된 지원 대상을 확대하는 것으로 '기존 복지서비스의 틀을 뛰어넘어 지원이 필요한 사람도 포함할 것'이라고 하고 있다.

　필자는 지원 대상의 확대는 「신복지비전」에서 제기된 '전체 세대 · 전체 대상형 지역포괄지원'에도 합치하고, 실현 가능성이 크다고 생각한다. 이에 비해 지역복지계획 책정의 의무화는 직원 부족으로 고생하고 있는 지역(시를 제외한 정, 촌)의 반발이 크고, 더욱이 법적으로도 지방분권의 이념에 저촉될 위험이 있으므로 실현하기 어렵고 겨우 '노력 의무화' 정도가 실현 가능할 것으로 예측한다.

(4) 지역포괄케어와 공적재원에 대해서는 언급하고 있지 않다

마지막으로 중간보고서에서 아쉬운 점 2가지를 지적한다. 하나는 지역포괄케어에 관해 전혀 언급이 없는 점이다. 이는 「신복지비전」이 '고령자에 대한 지역포괄케어시스템이나 생활 곤궁자에 대한 자립지원제도라는 포괄적인 지원 시스템'을 제기했던 것과 대조적이다. 복지와 의료와의 연계에 관해서는 거의 언급하지 않았다.

다른 하나는 지역공생사회 실현에 불가결한 공적 재원에 관해 거의 언급하지 않은 점이다. 이는 「신복지비전」에서도 마찬가지였다. 중간보고서에서는 그 대신 '기부문화의 조성'을 제창하고 크라우드펀딩이나 지역통화 등에 대해 검토를 제창하고 있다. 이는 「일본 일억 총활약 플랜」에서 나타난 기부문화의 양성을 위한 노력의 일환이라 할 수 있다. 필자는 기부문화의 양성에는 대찬성이며 개인적으로도 오랜 기간 실행하고 있다. 그러나 공적재원의 부족을 기부를 통해 보충하기는 어려우므로, 이대로라면 모처럼 중간보고서에서 제기된 것들 대부분이 그림의 떡으로 끝나버리지는 않을까 우려하고 있다. '사회보장의 기능 강화'를 위해 불가결한 소비세율 10% 인상을 아베 정권이 두 차례나 연기한 죄는 그만큼 무겁다고 할 수 있다.

〈보충 설명〉 사회복지법 개정안은 「중간보고서」의 제언을 상당히 채용함

아베 내각은 2017년 2월 7일, 〈지역포괄케어시스템 강화를 위한 개호보험법 등의 일부를 개정하는 법률 안〉(일괄법)을 내각회의에서 결정했다. 여기에는 사회복지법 개정안 등 「중간보고서」의 제언도 상당히 채용되어 있다.

가장 중요한 것은 지역공생사회의 실현을 위해 지역복지추진의 이념(제4조)에 새롭게 제2항이 추가되어 복지서비스를 필요로 하는 지역주민에 그의 세대가 포함됨을 명확히 하고, '복지, 개호, 개호예방, 보건의료, 주거, 취업 및 교육에 관한 과제' 이외에 '복지서비스를 필요로 하는 지역주민의 지역사회에서의 고립' 등에 대한 지원도 명시된 것이다. 제106조에서는 각종 사회복지사업을 하는 자가 '포괄적인 지원체제의 정리'를 위해 노력할 의무를 규정했다(이는 제4조의 이념규정보다도 구속력이 강함).

시정촌 지역복지계획도 법률상 노력 의무는 규정되어 있지만, 중간보고서가 요구한 의무화는 보류되었다(제107조).

2. 최종보고서, 중간보고서 이후의 변화를 중심으로

여기에서는 중간보고서와 달라진 점을 중심으로 검토한다. '지역공생사회'는 '지역포괄케어시스템의 소위 상위개념'(시오자키야스히사 후생노동대신, 2017년 4월 5일 중의원 후생노동위원회)인 점을 고려하면, 지역포괄케어에 관련되는 의료와 복지 관계자도 최종보고서의 본문은 읽을 필요가 있다고 생각된다.

(1) 결론에서 후생노동성이 중시해야 할 과제를 '3가지 관점'에서 명기

최종보고서의 본문은 총론, 각론, 결론의 3부 구성이며, 각론은 '1.

시정촌에서의 포괄적인 지원체계의 구축에 대해서', '2. 지역복지(지원)계획에 대해서', '3. 지자체, 국가의 역할'의 셋으로 이루어져 있다. 여기에 3개의 참고자료와 제10회 검토회에서의 각 위원 발언이 붙어 있다.

중간보고서와 비교할 때 큰 변화는 결론인 바, '가장 중요한 것은 〈지침이나 가이드라인을 제시하였으니, 다음은 지자체에서〉라는 식이어서는 안 되고, 후생노동성 자신이 지금까지 이상으로 열정을 가지고 진심으로 노력해 가는 것이다'라고 직설적으로 언급하면서, '인력, 지자체에서의 추진에 대한 평가, 재원'이라는 3가지 관점을 중시해야 함을 제기하고 있다.

이러한 문제 제기에는 지역공생사회는 지자체나 지역의 각 기관과 전문직, 지역주민 등에게 모두 맡겨서는 실현할 수 없고 후생노동성 즉, 중앙정부도 적극적으로 책무를 완수해야 한다는 검토회 구성원의 견식과 열의를 보여주고 있다. 그리고 후생노동성의 검토회가 재원에 대해서도 문제를 제기한 것은 이례적이고 획기적이다.

(2) '재원의 확보대책'에 대해서도 적극적으로 문제 제기

최종보고서는 '재원의 확보대책'에 대해서도 다음과 같이, 중간보고서에 비교해 상당히 적극적으로 문제를 제기하고 있다.

'〈우리 일〉로서 인식한 지역의 과제를 지역에서 해결해 나갈 때, 이를 위한 재원에 대해서도 고려할 필요가 있다. 기부에 의해서 재원을 모으기 위해서는 용도를 명확하게 하여 기부하는 측의 공감을 얻을 필요가 있다. 그리고 금전뿐만 아니라, 사람, 물건, 노하우를 받는 것도 필요하다. 이러한 지역 만들기를 추진하기 위한 재원과 관련하여…, 공동모금에 의한 테마형 모금이나 시정촌공동모금위원회를 활용, 추진하거나 크라우드 펀딩(crowd funding)이나 SIB[41], 고향 납세[42], 사회복지법인에 의한 지역에서의 공익적인 추진 등을 도입하는 것도 필요하다. 기업의 사회공헌활동 등과 협력하는 것도 필요하며, 재원 등을 필요로 하는 주체와 자원을 보유하는 기업 등과의 연결이 필요하다.'

'시정촌에서의 체계 정비를 추진함에서는 분야를 넘어서는 과제에 대응하기 위해서 지역 만들기에 이바지하는 사업을 일체적으로 실시하는 등 각 분야의 재원을 유연하게 활용해 나갈 필요가 있다. 이때 2017년 3월 31일자 후생노동성 관계 5개 과장 통지〈지역 만들기에 이바지하는 사업의 일체적인 실시에 대해서〉를 활용해야 한다.'

이는 모두 '아주 작은 분야'인 바, 아베 정권의 혹독한 사회보장비 억제정책 아래에서는 중앙정부 레벨에서의 막대한 재원확보를 바랄 수 없기 때문의 '고육지책'이라고도 할 수 있다. 그러나 바로 그래서 각 지역, 지자체에서 이 문제 제기를 참고로 해서 창의적으로 대응을 해나갈 필요가 있다고 생각한다.

(3) 현실적인 지역관과 새로운 자립관

필자가 주목한 3가지 점을 언급하고자 한다.

첫째, ① 지역을 단순히 미화하는 것이 아니라, 그것이 가지는 마이너스 측면이나 어려운 측면을 포함해 현실적으로 분석한 후에 앞으

---

41) 역주: 사회성과연계채권, Social Impact Bond.
42) 역주: 개인주민세제도의 하나로 지방자치단체에 기부하고 그 기부한 금액을 전액 세액공제함.

로 목표로 해야 할 지역공생사회의 '높은 이상(理想)'을 제시하고 있고, ② 장애인복지 분야에서 확립된 새로운 자립관을 제시하고 있다는 점이다. ①은 중간보고서에서도 조금 언급되어 있지만, 최종보고서에서 대폭적으로 보강되었고, ②는 최종보고서에서 처음으로 언급되었다.

①에 대해서는 특히 포괄적이고 격조 높게 쓰여 있다. '〈우리 일〉의 의식은 누군가에게 강요를 당하는 것은 아니다. 공생(共生)은 강제된다면 획일적으로 되어 버린다. 종래의 봉건적인 방식으로 지역을 속박해서는 안 된다. 개인의 존엄이 존중되고 다양성을 서로 인정할 수 있는 지역사회를 만들어 가는 것은 주민 주체의 지역 만들기로 연결된다. 그러나 실제의 지역 상황은 복잡하고, 서로의 가치나 권리가 충돌해 차별이나 배제가 일어나는 것도 지역이다.'

②의 새로운 자립관은 다음과 같다. '자립이 되었기 때문에 사회에 참여하는 것은 아니다. 자립의 방향은 다면적이지만, 자립은 개인에서 완결되는 것이 아니라 사회에의 참여를 통해 자립이 촉진되는 것이 공통이다. 다른 사람과의 연결 속에서 자립해가기 위한 연결의 재구축 바로 그것이 요구되고 있다.'

이 자립관은 사회참여를 중시한 ICF(국제생활기능분류)와도 일치하고, 인간의 내재적 가치와 존엄의 존중 등을 원칙으로서 내건 '소셜워커의 글로벌 정의'(2014년)와도 같은 방향이라고 할 수 있다. 2017년 5월에 성립한 개정 개호보험법에는 이용자의 존엄이나 QOL의 향상에 대해 다루지 않고, 자립을 개호필요도(보행, 일상생활동작)의 개선으로 최소화한 '자립지원 등 시책'이 포함되었을 뿐인데, 최종보고서의 이러한 문제 제기는 중요하고 식견 있는 입장인 것으로 생각된다.

(4) 소셜워커의 역할을 높게 평가

두 번째로 주목되는 것은 지역력(地域力) 강화를 위한 소셜워크(소셜워커)의 역할을 중시하고 있는 점이다. 중간보고서도 '소셜워크(social work)의 기능'은 중시하고 있었지만, 소셜워커에 대해서는 두 번밖에 언급하지 않았다. 이에 비해서 최종보고서에서는 소셜워커에 대한 기술이 11번이나 있다. 소셜워커에 대한 기술은 상당히 구체적이고, 사회복지 관계자 이외의 독자가 읽어도 소셜워커의 역할과 기능이 이미지화되도록 잘 고안되어 있다.

검토회의 성격상, 대부분은 지역(력 강화)과 관계된 것이지만, 의료 분야에서의 역할에 대해서도 다음과 같이 기술하고 있다. '재택의료를 실시하고 있는 진료소나 지역 의료를 담당하고 있는 병원에 배치된 소셜워커 등이 환자의 요양 중의 고민 상담지원이나 퇴원 조정뿐만 아니라 지역의 다양한 상담을 받아낸다고 하는 방법.' 이것은 중간보고서에서 '지역의 실정에 따라 병원의 소셜워커도 협력의 중핵을 담당하는 기능으로서 고려하는 것이 가능하다.'라고 한 것보다 훨씬 구체적이다. 필자는 앞으로의 지역포괄케어와 복지개혁의 주요 전투 장소는 지역이라고 생각하고 의료 소셜워커를 포함한 소셜워커가 '지역에 적극적으로 나오도록' 주장하고 있으므로, 이 기술에 크게 공감했다.

최종보고서에서는 중간보고서에서 '포괄적인 상담지원을 담당할 수 있는 인력'의 기능이라고 애매하게 표현되고 있던 것이 '소셜워크의 5가지 기능'으로 적극적으로 다시 언급되고 있다. '제도를 꿰뚫는 지식, 평가(assessment) 능력, 지원계획의 수립과 평가, 관계자의 연계와 조정, 자원개발.' 후생노동성의 위원회나 검토회의 보고에서 소셜워커의 역할이 이 정도로 포괄적으로 논의된 것은 처음이고, 앞으로는 이 정식화(定式化)가 사실상의 표준이 될 것으로 생각된다. 따라서 소셜워커의 양성단체(일본소셜워크교육학교연맹 및 가맹학교)나 전문직 단체는 향후 이런 5가지 기능과 능력을 몸에 익힌 소셜워커의 양성과 육성을 위한 개혁을 적극적으로 추진할 필요가 있으며, 이것 없이는 앞으로 소셜워커가 살아남기 힘들 것으로 생각된다.

소셜워커의 중시와 관련해서, '전문직'의 역할과 '다직종 연계'도 강조하고 있다. 후자는 최종보고서에서 처음으로 언급되었다. 필자는 다음과 같은 언급이 제일 중요하다고 생각한다. '다직종 연계에 있어서는 보건 · 의료 · 복지에 한정하지 않고, 고용과 취업, 거주, 사법, 교육, 산업 등의 분야에도 확대해가도록 유의할 필요가 있다.'

한편 최종보고서는 중간보고서와 같이 사회복지사, 정신보건복지사 등의 구체적인 직종명은 기재하지 않았다. 그리고 소셜워커의 양성교육의 개혁에 대해서도 다음과 같은 추상적인 한 문장을 쓰고 있을 뿐이다. '〈우리 일 · 다 함께(我が事·丸ごと)〉의 지역 만들기를 추진하는 인력을 육성하기 위해서 소셜워커를 비롯한 개호와 복지직의 양성 커리큘럼의 재검토나 직능단체 등에 의한 자격취득 후 현임(現任) 연수(研修)의 재구축이 필요하다.' 이것은 중간보고서에서 '소셜워커의 양성이나 배치 등에 대해서는 국가자격으로서 현재의 양성 커리큘럼의 재검토도 포함하여 검토해야 한다. 인력의 확보나 정착에 대해서도 필요한 조치를 강구해야 한다'라고 매우 구체적으로 기재되고 있는 점과 비교해서 상당히 약화(tone down)된 것으로 유감이다.

한편 직능단체 등에 의한 자격취득 후 현임연수의 재구축은 최종보고서에서 처음으로 제기되고 필자도 중요하다고 생각한다. 그리고 사회복지사 등의 양성 커리큘럼의 수정은 최종보고서 이후에, 앞으로 사회보장심의회 복지부회(部會) 복지인재확보전문위원회에서 검토하게 된다.

(5) 고령자에 한정하지 않는 지역포괄케어

세 번째로 주목한 것은 지역포괄케어시스템의 대상을 고령자에 한정하지 않는 점이다. 고령기의 지원을 지역에서 포괄적으로 확보하는 지역포괄케어시스템의 구축이 추진되어 왔지만, 이 '필요한 지원을 포괄적으로 제공한다'고 하는 방향을 장애가 있는 자, 아동 등에 대한 지원에도 보편화하는 것이다. 고령의 부모와 무직 독신의 50대 자녀가 동거하고 있는 세대(이른바, 8050), 개호와 육아를 동시에 직면한 세대(이른바, 더블케어) 등 과제가 복합화하고 있으며, 고령자에 대한 지역포괄케어시스템만으로는 적절한 해결책을 강구하기 어려운 케이스에도 대응할 수 있는 체계를 만드는 것은 지역공생사회의 실현을 향한 포괄적인 지원체계의 구축으로 연결된다.

이것은 후생노동성 프로젝트팀이 2015년 9월에 발표한 '새로운 시대에 대응한 복지의 제공비전'에서 제기한 '전 세대, 전 대상형 지역포괄지원'과 맥을 같이 하지만[43), 5월에 성립한 개정 개호보험법 등에서는 지역포괄케어시스템의 대상을 고령자로 한정하는 현행의 법적 정

---

43) 二木立(2017) '厚労省プロジェクトチーム『新福祉ビジョン』をどう読むか' 『地域包括ケアと福祉改革』勁草書房, 2017, 56〜67쪽.

의를 바꿀 수 없었던 점을 생각할 때 그만큼 가치 있는 것으로 보인다.

실제로 후생노동성의 지역포괄케어시스템의 대상에 대한 설명은 흔들리고 있다. '〈우리 일·다함께(我が事·丸ごと)〉 지역공생사회실현본부'가 2017년 2월 7일 발표한 '지역공생사회의 실현을 위해서(당면한 개혁 일정)'에서는 '지역포괄케어의 이념을 보편화해서 고령자뿐만 아니라 장애인이나 아동 등 생활상의 어려움을 가진 자가 지역에서 자립적인 생활을 보낼 수 있도록 지역주민에 의한 상호 지지와 공적 지원이 연동해서 지역을 〈다 함께(丸ごと)〉 지지하는 포괄적인 지원체계를 구축하고 지속적인 지원을 실현한다고 강조하였다.(6) 시오자키야스히사(塩崎恭久) 후생노동대신(당시)도 『2016년판 후생노동백서』의 서문에서 지역포괄케어를 '고령자의 시책의 문제에서 그치는 것이 아니라, 모든 주민을 위한 구조로 심화시키고 싶다'라고 말했다. 그러나 개정 개호보험법 등에서는 지역포괄케어시스템의 법적 정의의 수정(대상의 확대 등)은 보류되고, 또한 후생노동대신은 국회 답변에서 '지역포괄케어시스템 그 자체가 고령자를 위한 것임은 변하지 않는다'(2017년 4월 5일 중의원 후생노동위원회)라고 분명히 말했다.

(6) 결론

이상으로 최종보고서의 긍정적인 측면을 중심으로 검토했다. 한편 최종보고서에는 아베 정권의 엄격한 사회보장비 억제정책이나 내각회의에서 결정 「일본 1억 총활약 플랜」의 범위 내에서의 보고라는 큰 제약도 있다. 특히 모처럼의 개혁 제안도 중앙정부 레벨에서의 재원 뒷받침이 없으면 '그림의 떡'으로 끝나고, 이 경우에 지역공생사회는 지역포괄케어시스템의 경우와 같이 여러 조건을 갖춘 일부의 지자체, 지역에서밖에 실현될 수 없을 가능성이 크다고 생각된다. 그리고 소셜워커 등의 인원 증가나 처우 개선을 하지 않은 채로 지역공생사회, 지역포괄케어시스템 만들기가 추진되면 담당자의 과중노동이 일상화되면서 과로사가 생길 위험도 있다. 반대로 담당자가 할당량을 달성하기 위해서 상의하달식으로 일을 한다면, '지역공생사회'가 '지역강제사회'[44]가 되고, '개인의 존엄'을 해칠 위험도 있다.

그런 만큼 필자는 후생노동성이 최종보고서를 무기로 하여, 재무성에 대해서 '지역공생사회' 만들기의 재원확보를 정면으로 요구할 것을 기대한다. 이와 동시에 '지역공생사회' 만들기의 참가자나 관계자는 최종보고서가 지역이 가진 마이너스 측면이나 어려운 측면을 지적하는 한편, 플러스 측면 특히 새로운 움직임에 주목해서 여기에서 장래의 희망을 찾아내고 있다는, 양면적(複眼的) 관점에서 최종보고서를 읽고, 각 지역에서 구체적으로 실현을 해나가도록 해야 한다고 생각한다.

---

44) 역주: 공생(共生)과 강제(强制)가 일본어에서는 발음이 같은 점을 이용한 재미있는 표현이다.

지역포괄케어와
지역공생사회의
성공적 정착을 위해

| 제6장 |

지역포괄케어와 지역공생사회의 성공적 정착을 위해

제1절 지역포괄케어를 강화하기 위한 의료와 복지의 연계

개호보험법 등 개정안은 '지역포괄케어시스템의 강화'를 목적으로 하고 있다. 여기서 의료와 복지의 연계를 강화할 필요성이 커진다.

1. 의료와 복지의 연계에 필요한 3가지

의료와 복지의 연계 강화는 ① 시설, ② 전문직, ③ 교육의 3가지 레벨에서 생각할 필요가 있다. 우선 '① 시설' 레벨에 있어서, '의료시설 · 의사회'와 '복지시설 · 사업소' 사이의 연계가 불가결한 것은 말할 필요도 없을 것이다. 가장 중요한 것은 서로가 경계를 만들지 않는 것이라는 생각이다. 지역포괄케어와 관련된 복지관계자로부터는 지금도 '의료기관과 연계하고 싶지만, 문턱이 높다'라는 호소를 듣는다. 실제로 지역포괄케어는 2003년에 최초로 공식적으로 제창되었을 때에는 '새로운 개호서비스 체계'라고 여겨져 개호서비스가 핵심으로 간주되었기 때문에 의료관계자들은 소극적 자세를 보였다. 그리고 지역포괄케어의 원류(原流)에는 '보건의료계열'과 '(지역)복지계열'의 2가지가 있는데, 일부 지역을 제외하고 양자의 교류가 거의 없었던 역사적 배경도 있다.[1]

그러나 2013년의 사회보장제도개혁국민회의 보고서가 '의료와 개호의 연계와 지역포괄케어시스템이라는 네트워크의 구축'을 제시한 이후 일본의사회나 지역의 의사회, 병원은 지역포괄케어시스템에 적극적으로 참여하고 있다. 그만큼 앞으로는 의료와 복지의 경계를 넘어서 '의료·개호·복지의 네트워크'라는 의미에서의 지역포괄케어를 목표로할 필요가 있다.

다음으로 '② 전문직' 레벨의 연계의 출발점은 의료직이 복지(학·제도)의, 그리고 복지직이 의학·의료(제도)의 기초적인 공부를 제대로하는 것이다. 필자는 의료계와 복지계의 양쪽의 지역포괄케어연구회등에 모두 참가할 기회가 많지만, 솔직히 말해서 의료직종에 비해서 복지직종의 공부가 뒤떨어져 있다고 생각한다. 병원과 지역·복지 사이와의 중개역할을 맡는 의료 소셜워커(소셜워커)는 의학·의료에 대해더 적극적으로 공부를 할 필요가 있다는 생각이다.

마지막으로 '③ 교육' 레벨의 연계란, 의료·복지의 학부 (전문)교육에서 의료와 복지와의 연계의 이념과 실무를 제대로 가르치는 것이다. 이 점에 관해 2가지를 언급하고자 한다. 하나는 아베 내각이 2016년 6월의 내각회의에서 결정한 「일본 1억 총활약 플랜」에 '의료·개호·복지의 전문자격에 대해서 복수의 자격에 공통의 기초과정을 마련해 한명의 인력이 복수의 자격을 쉽게 취득하도록 하는 것을 검토하는' 내용이 포함되고, 후생노동성이 이에 대한 검토를 '〈우리 일·다 함께(我が

事·丸ごと)〉[45] 지역공생사회실현본부'에서 시작하고 있는 점이다. 후생노동성의 자료에 의하면, 공통과정의 검토대상이 되는 '의료·복지 관계 자격의 사례'로서 간호사, 준간호사 등 8개의 의료직과 사회복지사, 개호복지사[46], 정신보건복지사, 보육사의 4개의 복지직을 제시하고 있다. 앞으로의 저출산과 인구감소를 고려하면, 의료나 복지 분야에서도 이러한 개편은 불가피하다고 생각한다. 그러나 각각의 직종에는 역사적 배경과 사정이 있으므로, 현실적으로 '공통의 기초과정' 신설이 검토되고 있는 것은 인력 부족이 사회문제화하고 있는 보육사와 개호복지사, 그리고 개호복지사와 준간호사뿐인 것 같다.[2]

또 하나는, 대학 레벨의 다직종 연계교육으로서는 후지타(藤田)보건위생대학교의 '어셈블리(assembly) 교육'(의학, 간호, 물리치료, 작업치료, 임상검사, 진료정보관리 등의 학생이 함께 받는 수업. 필수과목)이 일본에서 최초이고 세계적으로도 유례를 찾기 어려울 것이라는 점이다. 이 어셈블리 교육은 동 대학교 창립자인 후지타케이스케(藤田啓介) 선생의 제안과 강한 의지로 1972년에 의과대학이 개설되었을 때부터 시작되어 무려 45년의 전통을 가진다.[3]

일본복지대학교 사회복지학부의 학생과 교원도 2016년부터 여기에 참가하고 있는데, 후지타보건위생대학교의 담당자로부터 의료계열과 복지계열의 학생이 교류함으로써 서로의 시야가 넓어졌다고 들었다.

---

45) 역주: 양성소, 학교에서 2년 이상을 다니고 시험에 합격해야 하고, 의사와 간호사의 지시를 받아 요양상 돌봄 및 진료상 보조 등을 함.

46) 노인 및 장애인 등을 돌보는 전문직으로 식사, 목욕, 휠체어 이동도움 등의 신체적 돌봄과 이용자에 대한 상담과 조언 등을 함. Certified Care Worker.

일본복지대학교는 사회복지학부뿐만 아니라 간호학부나 건강과학부 재활학과 등의 의료계열 학부와 학과를 가진 '복지의 종합대학'이기 때문에, 본 대학 독자적으로도 학부의 경계를 넘는 다직종 연계교육의 도입을 목표로 할 필요가 있는 것이다.

2. 지역 만들기

앞으로의 지역포괄케어에는 '지역 만들기'가 포함된다. 지역포괄케어에서는 '지역 만들기'가 중요하다는 점, 양자가 일체(一體)라는 점은 정부나 후생노동성의 공식문서인「신(新) 복지비전」,「일본 1억 총활약 사회플랜」, 그리고「지역력 강화검토회 중간보고」에서 이구동성으로 강조되고 있다.

여기서 필자가 강조하고 싶은 것은 선진적 '보건 · 의료 · 복지 복합체'[47]는 전국 각지에서 지역포괄케어 추진 차원에서 적극적으로 지역 만들기에 참가하고 있다는 점이다. 지역 만들기는 전통적으로 복지관계자, 사회복지협의회나 지역복지의 연구자와 실천자의 전매특허로 생각되어 왔지만, 이러한 상식은 크게 바뀌고 있다. 이런 측면에서도 의료와 복지의 연계가 필요한 것을 강조하고 싶다.

3. 지역포괄케어의 최근 동향에 대한 판단

필자는 다음 3가지의 마음가짐으로 의료경제와 정책학을 연구해왔다. ① 의료개혁의 뜻을 유지하면서 리얼리즘과 휴머니즘과의 양면적

---

47) 병원, 의료기관이 모체가 되어 보건 · 의료 · 복지서비스를 일체적으로 제공하고 있는 법인 그룹.

(複眼的) 관점에서 연구한다. ② 사실인식, 객관적 장래예측, 본인 가치 판단의 3가지를 엄격히 구별함과 동시에, 각각의 근거를 제시해서 '반론 가능성'을 유지한다. 여기서도 이러한 관점을 견지하여 의료와 개호 정책의 빛과 그림자를 양면적으로 검토한다. ③ 페어플레이 정신(필자의 사실 인식과 객관적 장래예측에 잘못이 있었을 경우는 깨끗이 정정함)을 지킨다. 여기에서도 이러한 관점에서 지역포괄케어의 최신 정책 동향에 대해서 언급하고자 한다.

(1) 최근의 개정 개호보험법 등에 대한 우려

2017년 5월에 성립한 '개정 개호보험법'(지역포괄케어시스템의 강화를 위한 개호보험 등의 일부를 개정하는 법률)에 대해서 지역포괄케어와의 관련을 중심으로 2가지를 언급하고자 한다.[4]

첫째, 지역포괄케어는 강화되지만 법적 정의는 바뀌지 않았다는 점이다. 필자는 다음 3가지 법 개정을 높게 평가하고 있다. ① 개호보험법의 '국가 및 지방공공단체의 책무'에 개호서비스에 관한 시책 등을 추진하는 데에 있어서 '장애인 그 외의 자의 복지에 관한 시책과의 유기적인 연계를 도모하도록 노력해야만 한다'라는 조문이 추가되었다(제5조 제4항). ② 그것의 구체화로서 고령자와 장애아동, 장애인이 동일 사업소에서 방문개호, 통소개호[48] 등의 거택서비스 등을 쉽게 받도록 하는 '공생형 거택서비스 사업자의 특례'가 설치되었다. ③ 사회복지법이 「지역력강화검토회 중간보고」(2015년 12월)의 내용에 따라 지역공

---

48) 역주: 주야간보호서비스.

생사회의 실현에 도움이 되는 방향으로 개정되었다.

반면에, 사회보장개혁프로그램법 등에서 대상을 고령자에 한정한 지역포괄케어시스템의 정의는 바꿀 수 없었다. 시오자키(塩崎) 후생노동장관(당시)은 『2016년판 후생노동백서』의 머리말에서 지역포괄케어를 '고령자 시책의 문제에 그치는 것이 아니라, 모든 주민을 위한 구조로 심화시키고 싶다'라고 했지만, 국회 심의에서는 '지역포괄케어시스템 그 자체가 고령자를 위한 것임은 변하지 않는다'라고 후퇴했다(4월 5일 중의원 후생노동위원회).

둘째, 고령자의 존엄 유지가 부족한 '자립지원 등 시책' 편중의 위험성이다. 필자는 이것이 개정 개호보험법의 최대의 문제라고 판단하고 있다. 그 이유는 다음과 같다.

2000년에 시행된 개호보험법은 당초 고령자의 자립지원만을 규정하고 있었지만, 2005년의 개정에 의해서 여기에 고령자의 존엄 유지가 추가되었다. 이것은 2003년 '2015년의 고령자 개호'(핫타츠토무(堀田力) 좌장)의 다음과 같은 문제 제기를 근거로 한 개정이었다. '앞으로의 고령사회에서는 〈고령자가 존엄을 갖고 살아가기〉를 확보하는 것이 가장 중요'하므로, 향후의 고령자 개호에서는 '〈고령자의 존엄을 지지하는 케어〉의 실현을 목표로 하는 것을 기본으로 한다.' 2015년의 개호수가 개정에서도 신체기능에 대한 기능회복훈련에 편중하고 있던 방문재활을 재점검하여 ICF(국제생활기능분류)의 관점에 근거해 '활동과 참여에 초점을 맞춘 재활치료의 추진'이 목표로 추구되게 되었다.

그러나 이번의 법 개정은 고령자의 존엄의 유지나 자기선택에 대해서는 언급하지 않고, 시정촌에 피보험자의 지역에서의 자립적인 일상생활의 지원, 요양필요 상태의 예방 또는 경감 혹은 악화의 방지 및 개호급여 등에 필요한 비용의 적정화를 목적으로 한 '자립지원 등 시책'을 의무화하고, 그에 대해서 적절한 지표에 의한 실적평가를 함과 동시에, 재정적 인센티브를 부여하게 되었다. 후생노동성의 설명인 법률안의 포인트에서도 '선구적으로 추진하고 있는 와코우(和光)시. 오이타(大分)현에서는 인정률의 저하와 보험료의 인상 둔화'가 있었다고 했다. 이 시책은 미래투자회의에서 있은 아베 총리의 다음과 같은 발언과 지시에 근거해서 도입되었다(2016년 11월 10일). '예방, 건강관리와 자립지원을 주축으로 한 새로운 의료 · 개호시스템을 2020년까지 본격 가동시킨다. 이를 위해서 개호에서도 패러다임의 변화를 일으키고, 가능한 한 개호가 필요 없는 상태까지의 회복을 지향해 간다.'

이 시책이 이대로 실시되면, 각 시정촌은 개호급여비 억제를 위해서 고령자의 존엄을 유지하려는 입장이 아닌 인정률의 저하나 보험료의 인상 억제의 경쟁을 강요당하게 되어서, 요양필요 고령자를 강제로 자립하게 하거나 인정심사 등을 자의적으로 하게 되고, 국민과 고령자의 개호보험이나 시정촌에 대한 불신이 강해질 가능성이 높다.

(2) 최근의 보고서를 통해 읽는 지역포괄케어의 방향

「지역포괄케어연구회 2016년도 보고서」(2017년 5월 발표)와 「지역력 강화검토회 최종보고서」(2017년 9월 발표)의 내용에 대해서는 이미 앞 장에서 자세히 소개했기 때문에 여기서는 그 플러스 측면을 중심으로 생각해 본다.

「지역포괄케어 2016년도 연구회 보고서」는 다음과 같은 2가지 측면에서 앞에서 언급한 개호보험법과는 다르다. 첫째는 지역포괄케어의 대상을 확대하고 있는 점이다. '지역포괄케어시스템은 본래 고령자나 개호보험에 한정된 것이 아니라, 장애인복지, 육아, 건강증진, 생애교육, 공공교통, 도시계획, 주택정책 등 행정이 관련되는 광범위한 테마를 포함한 〈지역 만들기〉이다.' 둘째는 고령자의 존엄과 자립지원을 동격으로 취급하고 있는 점이다. '자립지원은 심신기능의 개선이 아니라, 고령자 존엄의 유지를 위한 것이다.' '자립을 좁게 이해해서 〈스스로 뭐든지 할 수 있는 상태〉로 파악하면, 지원프로그램은 본인의 의사에 근거한 것이 아니라 단순한 강제적인 트레이닝과 같은 개입이 되어 버릴 것이다.'

「지역력 강화검토회 최종보고서」는 다음과 같은 3가지 점에서 높게 평가할 수 있다. 첫째는, 지역을 미화하지 않고 사실적으로 인식하고 있는 점이다. '〈我が事 : 우리 일〉 의식은 누군가에게 강요를 당하는 것은 아니다. 〈공생〉은 강제되면 획일적으로 되어 버린다. 종래의 봉건적인 측면이 남아 있는 지역에 얽매이는 것도 아니다. 개인의 존엄이 존중되고 다양성을 서로 인정할 수 있는 지역사회를 만들어 내어 가는 것. 그것은 주민 주체에 의한 지역 만들기를 지향해 가는 것이다. 그러나 실제로 지역의 상황은 복잡하고, 서로의 가치나 권리가 충돌해서 차별이나 배제가 일어나는 것도 지역이다.'

둘째는, 장애인복지 분야에서 확립해 있는 새로운 자립관을 명시하고 있는 점이다. '자립 가능하다고 사회에 참여하는 것은 아니다. 자립은 원래 다면적이지만, 개인에서 완결하는 것이 아니라 사회참여를 통해서 촉진되는 것은 공통이다. 다른 사람과의 연결 속에서 자립해 나가

기 위한 연결의 재구축이 요구되고 있다.'

셋째는, 「지역포괄케어연구회 2016년도 보고서」와 마찬가지로 지역포괄케어의 대상을 확대하고 있는 점이다. '고령기의 지원을 지역에서 포괄적으로 확보하는 '지역포괄케어시스템'의 구축이 진행됐지만, 이 필요한 지원을 포괄적으로 제공한다는 방침을 장애가 있는 자, 아동 등에 대한 지원에도 보편화하는 것이다. 고령의 부모와 무직 독신의 50대 자녀가 동거하고 있는 세대(이른바, 8050), 개호와 육아에 동시에 직면한 세대(이른바, 더블케어) 등의 과제가 복합화하고 있으며, 고령자에 대한 지역포괄케어시스템만으로는 적절한 해결대책을 강구하는 것이 어려운 케이스에도 대응할 수 있는 체계를 만드는 것은, 지역공생사회의 실현을 위한 포괄적인 지원체계의 구축으로 연결된다.'

제2절 소셜워커와 의료인의 역할

1. 앞으로의 소셜워커에게 요구되는 능력

2016년 12월 말에 발표된 후생노동성의 「지역력(地域力) 강화검토회 중간보고」(검토회 좌장 : 하라다마사키(原田正樹) 일본복지대학교 교수)가 제기한 앞으로의 소셜워커 상(像)에 대해 생각한다.

필자는 「중간보고서」가 '우리 일·다 함께'를 실현하기 위해서는 ① 제도를 꿰뚫는 지식을 가지고, ② 평가의 힘, ③ 지원계획의 수립과 평가, ④ 관계자의 연계와 조정, ⑤ 자원개발까지 할 수 있도록 포괄적인 상담지원을 담당할 수 있는 인력육성에 노력해야 한다'라고 문제 제기를 했던 것에 주목하고 있다(18쪽). 이는 지역포괄케어를 추진하는 소셜워커에게 요구되고 있는 능력이기도 하다.

실제로 이들 중에서, ①~④는 2015년 9월의 후생노동성 프로젝트 팀 신(新) 복지비전에도 명시되고 있지만, ⑤ 자원개발은 「중간보고서」에서 처음으로 나왔다. 이 자원개발은 2014년에 국제소셜워크학교연맹, 국제소셜워크연맹이 결정한 '소셜워크의 글로벌 정의'(소셜워크는 사회변혁과 사회개발, 사회적 결속, 그리고 사람들의 역량강화(empowerment)와 해방을 촉진하는 실천에 근거한 전문직이며 학문이다)와도 일치한다.

「신복지비전」은 앞으로의 복지개혁을 검토하기 위해서 반드시 읽어야 할 문헌이지만, 소셜워크(소셜워커)라는 용어는 사용하지 않았다. 이에 비해서 「중간보고」는 소셜워크(소셜워커)의 역할을 정면에서 논하고 있다. 다만, 여기서 주의해야 할 것은 소셜워크 기능을 담당하는 것은 사회복지사, 정신보건복지사만이 아니라는 점이다. 이는 그러한 기능을 보건사[49] 및 개호복지사, 그리고 최근에는 변호사 등도 담당하고 있는 현실을 반영하고 있다고 생각한다. 일본복지대학 총장, 일본 사회복지교육학교연맹 회장의 입장에서는 사회복지 기능을 핵심적으로 담당하는 것은 사회복지사, 정신보건복지사라고 분명히 두고 싶지만, 앞으로는 복지계열 대학에서 앞의 5가지 기능과 능력을 가진 소셜워커, 사회복지사와 정신보건복지사를 다수 양성할 필요가 있다고 생

---

49) 역주: 소정의 전문과육을 받고 지역활동 및 건강교육, 보건지 도 등을 통해 질병예방과 건강증진 등 공중위생활동을 하는 지역간호의 전문가. Public Health Nurse.

제6장 | 지역포괄케어와 지역공생사회의 성공적 정착을 위해

203

각한다. 일본복지대학교는 2017년도부터 사회복지학부의 대개혁을 진행하고 있는데, 이 개혁의 교육이념은 「신복지비전」의 내용을 전면적으로 수용해 작성했다.

2. 지역 의사회와 진료소 의사의 역할

지역포괄케어를 추진할 때의 지역의사회와 진료소 의사의 역할에 대해서 간단히 2가지를 언급하고자 한다.

첫째, 지역포괄케어는 의료인과 복지관계자가 경계를 넘는 연계를 통해 추진하게 된다. 이때 혹시라도 의료인(의사)의 일부가 복지관계자에 대해 우월의식을 가지고 있다면 이는 하루빨리 버리지 않으면 안 된다. 둘째, 지역케어회의 등에 지역의사회나 진료소 의사가 적극적으로 참여해야 한다.50) 이것은 각 시정촌에서 개호급여비를 줄이기 위해 인정률을 감축하려는 움직임을 막는 데도 필요하다.

---

50) 오사카의사회 개호, 고령자복지위원회가 2017년 8월에 발표한 답신은 지역의사회가 지역포괄케어를 추진하는 데 최선의 지침이 될 것이다. 이는 동 의사회의 웹에 공개되어 있다.

문헌

[1] 二木立(2017) 『地域包括ケアと地域医療連携』, 勁草書房, 20〜21쪽.
[2] 二木立(2017) 『地域包括ケアと地域医療連携』, 勁草書房, 77쪽.
[3] 藤田啓介(1989) 'チーム医療で期待される医師像−アセンプリ(全員集合)を必須科目とする 医学教育' 『かく生かされかく語りき一』 184〜201쪽.
[4] 二木立 '介護保険法等改正案を複眼的に読む' 『文化連情報』 2017年4月号, 16〜20쪽.

후생노동성이 설명하는
지역포괄케어시스템

후생노동성이 설명하는
지역포괄케어시스템[51]

지역포괄케어시스템 추진의 배경

일본은 유례없는 속도로 고령화가 진행되고 있다. 65세 이상 인구는 현재 3,000만 명을 넘었으며(국민 약 4명당 1명), 2042년에 약 3,900만 명에서 절정을 맞는다. 그 이후에도 75세 이상 인구의 비율은 계속 증가할 것이 예상된다. 이러한 상황 속에서 단카이세대[52] 약 800만 명이 75세 이상이 되는 2025년 이후에는 국민의 의료나 개호에 대한 수요가 더욱 증가할 것이 예상된다. 따라서 후생노동성에서는 '고령자의 존엄 유지와 자립생활 지원을 목적으로 가능한 한 정든 지역에서 스스로에 맞는 생활을 인생의 마지막까지 계속할 수 있도록 지역의 포괄적인 지원과 서비스 제공체계(지역포괄케어시스템)을 2025년까지는 구축'하려 하고 있다.

---

51) 일본 후생노동성 홈피(주소: http://www.mhlw.go.jp)에 나오는 지역포괄케어시스템에 관한 설명을 번역한 것임.
52) 제2차 세계대전 직후인 1947년에서 1949년 사이에 태어난 일본의 베이비 붐 세대.

1. 인구 고령화

1) 향후 고령자 인구의 전망

① 65세 이상 고령자 수는 2025년에는 3,657만 명이 되고 2042년
에는 3,878만 명으로 최고에 이른 뒤 줄어들게 된다. 또 전체인구 대비
75세 이상 고령자는 계속 증가하여 2025년에는 25%를 넘을 전망이다.

(표) 고령인구의 추이

	2012년	2015년	2025년	2055년
65세 이상 고령자(비율)	3,058만 명 (24.0%)	3,395만 명 (26.8%)	3,657만 명 (30.3%)	3,626만 명 (39.4%)
75세 이상 고령자(비율)	1,511만 명 (11.8%)	1,646만 명 (13.0%)	2,179만 명 (18.1%)	2,401만 명 (26.1%)

(표) 연령 그룹별 인구의 추이

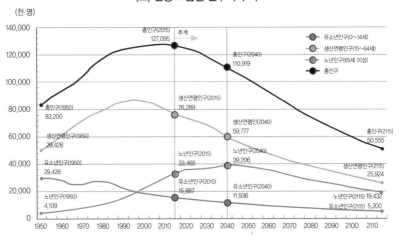

② 65세 이상 고령자 중 치매고령자의 일상생활자립도 II 이상의 고
령자가 증가한다.

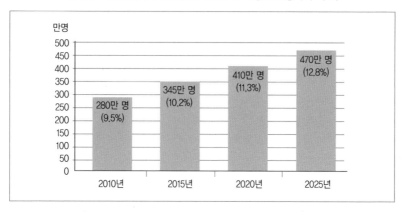

〈그림〉'치매고령자의 일상생활자립도' II 이상의 고령자 수 추계

주 : 괄호는 65세 이상 인구대비 비율

③ 세대주가 65세 이상인 단독세대 및 부부만의 세대가 증가한다.

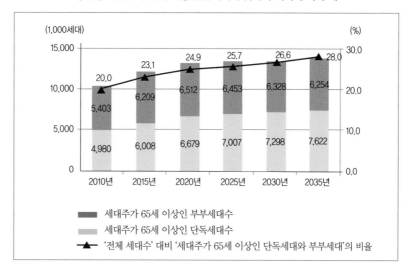

〈그림〉세대주가 65세 이상인 단독세대 및 부부세대 수의 추계

④ 75세 이상 인구는 도시지역에서는 급속하게 증가하고 원래 고령자 인구가 많은 지방에서는 완만하게 증가한다. 각 지역의 고령화 상황은 다르므로, 각 지역의 특성에 맞는 대응이 필요하다.

(표) 75세 이상 인구의 변화(〈 〉 전체 인구 대비 비율)

	사이타마현	치바현	가나가와현	오사카부	아이치현
2010년	58.9만명 〈8.2%〉	56.3만명 〈9.1%〉	79.4만명 〈8.8%〉	84.3만명 〈9.5%〉	66.0만명 〈8.9%〉
2015년	117.7만명 〈16.8%〉 (2.00배)	108.2만명 〈18.1%〉 (1.92배)	148.5만명 〈16.5%〉 (1.87배)	152.8만명 〈18.2%〉 (1.81배)	116.6만명 〈15.9%〉 (1.77배)

	도쿄도	가고시마현	시마네현	야마가타현	전국
2010년	123.4만명 〈9.4%〉	25.4만명 〈14.9%〉	11.9만명 〈16.6%〉	18.1만명 〈15.5%〉	1419.4만명 〈11.1%〉
2015년	197.7만명 〈15.0%〉 (1.60배)	29.5만명 〈19.4%〉 (1.16배)	13.7만명 〈22.1%〉 (1.15배)	20.7만명 〈20.6%〉 (1.15배)	2178.6만명 〈18.1%〉 (1.53배)

2) 고령화의 진행에 관한 국제비교

일본에서는 외국에서 유례가 없는 속도로 고령화가 진행하고 있다.

(표) 65세 이상 비율의 도달 연도

국가	65세 이상 비율의 도달 연도			도달에 필요한 기간
	7%	14%	21%	7%→14%
일본	1970	1994	2007	24년
중국	2001	2026	2038	25년
독일	1932	1972	2016	40년
영국	1929	1975	2029	46년
미국	1942	2015	2050	73년
스웨덴	1887	1972	2020	85년
프랑스	1864	1979	2023	115년

주 : 1950년 이전은 UN, The Aging of Population and Its Economic and Social Implications (Population Studies, No. 26, 1956) 및 Demographic Yearbook, 1950년 이후는 UN, World Population Prospects : The 2006 Revision(중위추계)를 참고했다. 다만, 일본은 총무성 통계국 「국세조사보고」 및 국립사회보장, 인구문제연구소 「일본의 장래추계 인구」(2006년 12월 추계)에 의한 인구 추계치. 1950년 이전은 파악된 연도의 데이터를 기본으로 보간(補間) 추계한 것이다. 각각의 인구비율을 넘은 최초의 연도를 나타낸다. 2배가 되는 기간은 7%에서 14%로, 또는 10%에서 20%로 이행하는데 필요한 기간이고, 국가의 순서는 7%→14%의 기간이 짧은 순서이다.

3) '목말형' 사회로

향후 급속하게 고령화가 진행되어 마침내 한 사람의 청년이 한 사람의 고령자를 지지하는 심각한 사회가 도래할 것으로 예상된다.

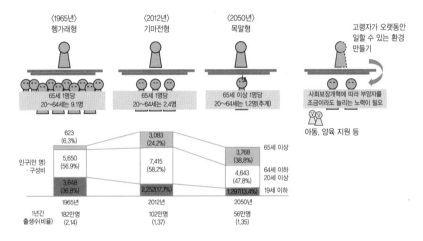

출전 : 총무성 국세조사, 사회보장·인구문제연구소 '일본의 장래추계인구(2012년 1월 추계'(출생중위·사망중위), 후생노동성 '인구동태통계'

2. 지역포괄케어시스템의 내용

단카이 세대가 75세 이상이 되는 2025년을 목표로 중증인 요개호상태가 되어도 정든 지역에서 자신다운 생활을 인생의 마지막까지 계속

할 수 있도록 주거, 의료·개호, 예방, 생활지원이 일체적으로 제공되는 지역포괄케어시스템의 구축을 실현해 간다.

향후 치매고령자의 증가가 예상되기 때문에 치매고령자가 그 지역에서 생활을 지원하기 위해서도 지역포괄케어시스템의 구축이 중요하다.

인구가 정체되고 75세 이상 인구가 급증하는 대도시지역, 75세 이상 인구의 증가는 완만하지만 인구는 감소하는 도시와 지방 등 고령화의 진행 상황에는 지역 간에 큰 차이가 생기고 있다.

지역포괄케어시스템은 보험자인 시정촌(市町村) 및 도도부현(都道府懸)이 지역의 자주성이나 주체성에 근거해서 지역의 특성에 따라 만들어 갈 필요가 있다.

지역포괄케어시스템

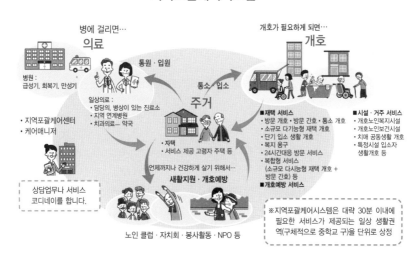

3. 지역포괄케어시스템 구축의 과정

시정촌에서는 2025년을 목표로 3년마다 개호보험사업계획을 수립, 실시함으로써 지역의 자주성이나 주체성에 근거해서 지역의 특성에 따른 지역포괄케어시스템을 구축해 가고 있다.

시정촌에서의 지역포괄케어시스템 구축의 프로세스(개념도)

지역의 과제 파악과 사회자원의 발굴	지역의 관계자에 의한 대응책의 검토	대응책의 결정·실행

일상생활권역 니드조사 등
개호보험사업계획의 수립을 위해 일상생활권역 니드조사를 실시해 지역의 실태를 파악

지역케어회의의 실시
지역포괄지원센터 등에서 개별사례를 검토하여 지역의 욕구 및 사회자원을 파악

※지역포괄지원센터에서는 종합상담도 실시

의료·개호정보의 「가시화」 (수시)
타 시정촌과의 비교검토

양적·질적 분석

과제
▶고령자의 니드
▶주민·지역의 과제
· 사회자원의 과제
· 개호
· 의료
· 주거
· 예방
· 생활지원
▶지원자의 과제
· 전문직의 수, 자질
· 연계, 네트워크

사회자원
▶지역자원의 발굴
▶지역리더의 발굴
▶주민 서로돕기의 발굴

사업화·시책화 협의

개호보험사업의 수립 등
▶도도부현과의 연계 (지역·거주 등)
▶관련계획과의 조정
· 의료계획
· 거주안정확보계획
· 시정촌의 관련계획
· 주민회의
· 세미나
· 공청회 등
▶관련 시책과의
· 조정·장애, 아동, 난치병 시책의 조정

지역케어회의 등
▶지역과제의 공유
· 보건·의료·복지, 지역의 관계자 등의 협동에 의한 개별지원의 충실
· 지역의 공통과제 및 우수 사례의 공유
▶연간 사업계획에의 반영

구체적 대책의 검토

▶개호서비스
· 지역니드에 따른 재택서비스 및 시설의 균형을 맞춘 기반 정비
· 향후 고령화 및 이용자수 전망에 근거한 필요량

▶의료·개호연계
· 지역포괄지원센터의 체계정비(재택의료·개호의 연계)
· 의료관계단체 등과의 연계

▶주거
· 서비스 제공 고령자용 주택 등의 정비
· 주택시책과 연계한 거주 확보

▶생활지원/개호예방
· 자조(민간활력), 서로돕기(자원봉사자)등에 의한 실시
· 사회참여의 촉진에 의한 개호예방
· 지역의 실정에 따른 사업 실시

▶인력육성[도도부현이 주체]
· 전문직의 자질 향상
· 개호직의 처우 개선

지역포괄지원센터

지역포괄지원센터는 지역 고령자의 종합상담, 권리옹호나 지역의 지원체계 만들기, 개호예방 원조 등을 실시하고, 고령자의 보건의료의 향상 및 복지의 증진을 포괄적으로 지원하는 것을 목적으로 하는 기관으로 시정촌이 설치한다. 지역포괄케어 실현을 위한 핵심적인 기관이

다. 현재 전국에 약 4,300개소가 설치되어 있다(2012년 4월 현재. 지사(출장소)를 포함하면 7,000개소 이상).

1. 지역포괄지원센터의 업무

지역포괄지원센터는 시정촌이 설치 주체가 되어 보건사, 사회복지사, 주임개호지원전문원 등을 배치하고, 이들 3직종의 팀 어프로치에 의해 주민의 건강유지 및 생활안정을 위해 필요한 원조를 함으로써 보건의료의 향상 및 복지의 증진을 포괄적으로 지원하는 것을 목적으로 하는 시설이다(개호보험법 제115조의 46 제1항).

주요 업무는 개호예방지원 및 포괄적 지원사업인 ① 개호예방매니지먼트 업무, ② 종합상담지원 업무, ③ 권리옹호 업무, ④ 포괄적, 계속적케어매니지먼트지원 업무이고, 제도 간의(횡단적인) 연계네트워크를 구축해 실시한다.

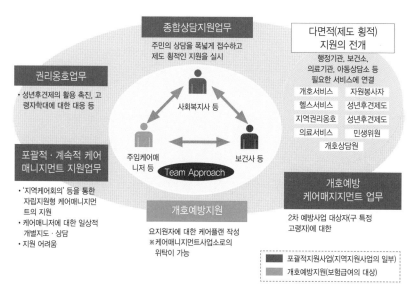

2. 지역포괄지원센터의 설치 상황

지역포괄지원센터는 모든 보험자에 설치되어 2012년 현재 전국에 4,328개소가 있다. 지사(branch)와 출장소(sub-branch)를 합하면 7,072개소다. 지역포괄지원센터의 설치 주체는 직영이 약 30%, 위탁이 약 70%이고, 위탁이 증가하고 있다.

○ **지역포괄지원센터의 설치 수**

지역포괄지원센터 수	4,328개소
지사 수	2,391개소
출장소 수	353개소
센터, 지사, 출장소 합계	7,072개소

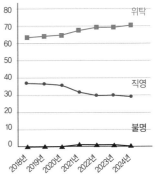

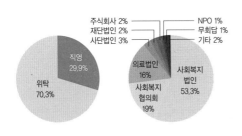

2012년도 노건사업 「지역포괄지원센터에서의 업무실태에 관한 조사연구사업 보고서」(2012년 4월 현재)

3. 지역케어회의

지역포괄케어시스템을 구축하기 위해서는 고령자 개인에 대한 지원을 충실히 하고 이를 지지하는 사회기반을 동시에 정비해 가는 것이 중요하다. 후생노동성에서는 이를 실현해 가는 방법으로서 '지역케어회의'를 추진하고 있다. 구체적으로 보면 지역회의는 지역포괄지원센터 등이 주최하여,

– 의료 · 개호 등의 다직종이 협력해서 고령자의 개별과제를 해결함과 동시에 개호지원전문원의 자립지원에 도움이 되는 케어매니지먼트의 실천력을 높인다.

　– 개별 케이스의 과제분석 등을 계속적으로 수행함으로써 지역 공통의 과제를 명확히 한다.

　– 공유된 지역과제의 해결에 필요한 자원개발 및 지역 만들기, 그리고 개호보험사업계획에의 반영 등의 정책 형성으로 연결한다.

1) 지역케어회의의 5가지 기능

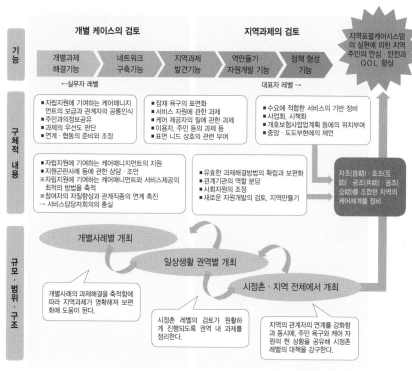

※지역케어회의 참가자 및 규모는 검토내용에 따라 다르다.

215

부록 | 후생노동성이 설명하는 지역포괄케어시스템

2) 지역케어회의를 활용한 개별과제 해결부터 지역포괄케어시스템 실현까지의 이미지

- 지역포괄지원센터(또는 시정촌)는 다직종 협동에 의한 개별케이스의 케어매니지먼트 지원을 위한 실무자 레벨의 지역케어회의를 개최함과 동시에, 필요에 따라 여기서 축적된 최적의 방법 및 지역과제를 관계자와 공유하기 위한 지역케어회의를 개최한다.

- 시정촌은 지역포괄지원센터 등에서 파악된 유효한 지원방법을 보편화하여 지역과제를 해결하기 위해서 대표자 레벨의 지역케어회의를 개최한다. 여기에서 수요에 맞는 서비스 자원을 개발함과 동시에 보건·의료·복지 등의 전문기관 및 주민조직, 민간기업 등에 의한 네트워크를 연결시켜서 지역포괄케어의 사회기반을 정비한다.

- 시정촌은 이들을 사회자원으로서 개호보험사업계획에 포함시키고 PDCA 사이클에 의해 지역포괄케어시스템의 실현으로 연결시킨다.

4. 의료와 개호의 연계

질병이 있어도 자택 등의 정든 생활 장소에서 요양하면서 자기 나름의 삶을 계속할 수 있도록 하기 위해서는 지역의 의료·개호 관계기관이 연계하여 포괄적이고 계속적인 재택의료와 개호를 제공하는 것이 필요하다. 재택요양을 지원하는 관계 기관으로는 다음과 같은 것이 있다.

- 지역의 의료기관 : 정기적인 방문진료의 실시
- 재택요양지원병원, (유상)진료소 : 급변 시에 일시적으로 입원을 수용

– 방문간호사업소 : 의료기관과 연계해 복약관리 및 점안, 욕창의 예방, 완장(浣腸) 등의 간호케어 실시

 – 개호서비스사업소 : 목욕, 배설, 식사 등의 개호 실시

후생노동성에서는 관계기관이 연계하여, 다직종 협동을 통해 재택의료와 개호를 일체적으로 제공할 수 있는 체계를 구축하기 위한 시책을 추진하고 있다.

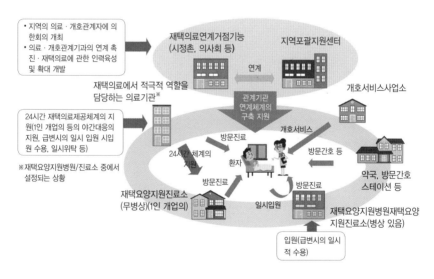

5. 생활지원서비스의 충실과 고령자의 사회참여

치매고령자나 독신고령세대 등의 증가에 따라 의료나 개호서비스 이외에도 재택생활을 계속하기 위한 일상적인 생활지원(배식, 지켜보기 등)을 필요로 하는 자가 증가하게 된다. 따라서 행정서비스뿐만 아니라, NPO, 자원봉사, 민간기업 등의 다양한 사업 주체가 참여하는 다각적인 지원체계를 구축할 필요가 생기는데, 이와 동시에, 고령자의 사

회참여를 더한층 추진함으로써 건강한 고령자가 생활지원의 담당자로서 활약하는 등 고령자가 사회적 역할을 갖도록 하여 삶의 보람이나 개호예방에도 연결하는 방식이 중요하다.

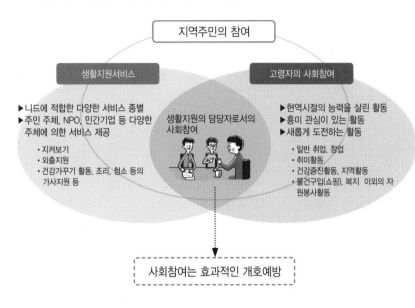

1) 다양한 주체에 의한 생활지원서비스의 중층적인 제공

고령자의 재택생활을 지원하기 위해 자원봉사자, NPO, 민간기업, 사회복지법인 등의 다양한 사업주체에 의한 중층적인 생활지원서비스의 제공체계 구축을 지원

개호지원 자원봉사자 점수 등을 포함한 지역의 자조와 호조 사례를 전국 전파

생애현역 코디네이터의 배치 및 협의체의 설치 등에 대한 지원

2) 지역에서의 호조(互助) 추진

지역포괄케어를 제공함에 있어서는, 각각의 지역이 가진 '자조, 호조, 공조(共助), 공조(公助)'의 역할분담을 바탕으로, 자조를 기본으로 하면서 호조, 공조(共助), 공조(公助) 순으로 추진해가는 것이 필요하다.

3) 민간기업 등에 의한 생활지원의 추진

도시와 지방을 포함해 전국에서 민간기업 및 NPO 등에 의해 지켜보기, 이동판매, 배식, 커뮤니케이션 레스토랑의 운영 등 다양한 생활지원을 하고 있다.

지역포괄케어시스템 구축의 추진사례

각 지자체에서의 추진사례를 전국적으로 공유하여 추진하는 것을 목적으로, 전국의 지자체로부터 수집한 선진적인 사례(지역포괄케어 전반에 걸친 것 이외에 의료·개호, 예방, 생활지원, 주거 등 특색 있는 분야의 추진을 중심으로 한 사례) 중에서 다른 지자체에 참고가 될 것으로 생각되는 추진사례 3개를 모델사례로서 정리했다.

(사례 1) 도쿄도 세타가야구(東京都 世田谷区) : 도시 지역인 세타가야 특유의 지역포괄
　　　　케어시스템의 구축
(사례 2) 미에현 욧카이치이시(三重県 四日市市) : 사회복지법인과 지역조직의 협력에 의
　　　　한 일상생활지원체계의 구축
((사례 3) 가고시마현 야마토촌(鹿児島県 大和村) : 주민이 스스로 생각하는 호조(互助)
　　　　의 지역만들기

지역포괄케어시스템구축을 위한 추진사례 :
도쿄도 세타가야구

도시지역인 세타가야 스타일의
지역포괄케어시스템 구축

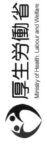

厚生労働省
Ministry of Health, Labour and Welfare

지자체 개요
도쿄도 세타가야구

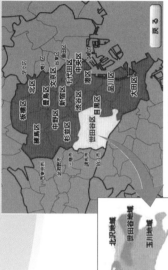

세타가야구의 위치

세타가야구의 지역도

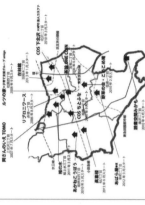

[지역 공생의 집]
민간의 건물 등을 활용한 지역활동과 교류의 거점 지도

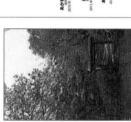

구민의 토지를 일반에게 개방한 시민녹지

● 지역 소개

도쿄 서부에 위치하고 인구 규모는 23개 구 중에 제일 많음. 도쿄의 유명한 주택가이면서, 대규모 도시공원과 성업지, 유명 사립학교 등이 있음.

세타가야구에서는 구민 주도의 마을만들기와 지역활동단체・NPO・사업자 등과의 협동을 추진하고 있고, 주민 주최의 지역활동이 활발함.

● 인구 866,063명

● 고령화율
   65세 이상 19.29%
   75세 이상 9.77%

세타가야구의 지역포괄케어시스템의 이미지

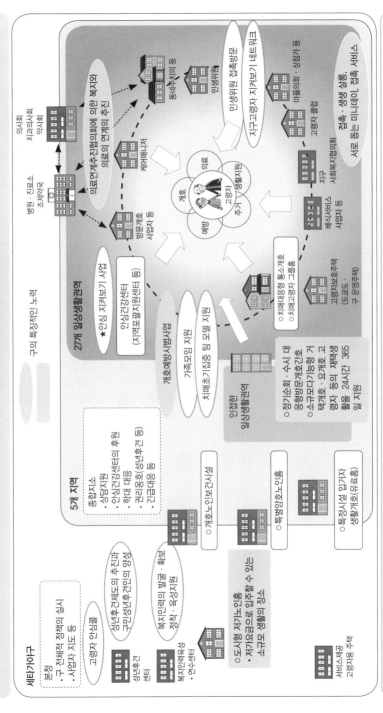

세타가야구

본청
- 구 전체적 정책의 실시
- 사업의 지도 등

고령자 안심콜

- 성년후견제도의 추진과 구민성년후견인의 양성
- 복지인력의 발굴·확보·정착·육성지원

복지인력육성
연수센터

성년후견
센터

- 도시형 자가노인홈
- 자가요금으로 입주할 수 있는 소규모 생활의 장소

서비스제공
고령자용 주택

5개 지역

종합지소
- 상담지원
- 안심건강센터의 후원
- 히대 대응
- 권리옹호(성년후견 등)
- 긴급대응 등

○개호노인보건시설

○특별양호노인홈

○특정시설 입거자
생활개호(유료홈)

27개 일상생활권역

개호예방사업
- ★안심 지켜보기 사업
- 안심건강센터
(지역포괄지원센터 등)

가족모임 지원

치매초기집중 팀 모델 지원

신변한 일상생활권역
- ○정기순회·수시 대응방문개호간호
- ○소규모다기능형 가택개호·요개호 고령자 등의 재택생활을 24시간 365일 지원

○치매대응형 통소개호
○치매고령자 그룹홈

고령자보호주택
(도쿄도 구 운영주택)

구의 특징적인 노력

병원·진료소
조제약국

의사회
치과의사회
약사회

의료연계추진협의회에 의한 복지과 의료의 연계의 추진

방문개호
사업자 등

케어매니저

개호 고령자 주거 예방 의료 생활지원

민생위원 접촉방문

지구고령자 지켜보기 네트워크

지구
사회복지협의회

배식서비스
사업자 등

동네추러모 등

마을의회·성년가능

고령자 클럽

접촉·생생 살롱
서로 돕는 미니데이, 접촉 서비스

● 지역의 풍부한 지원과 네트워크를 최대 활용하여, 세타가야구 내 5개 지역·27개 일상생활권역을
기본으로 하면서 세타가야구 전체에서 지역포괄케어시스템을 구축

부록 | 후생노동성이 설명하는 지역포괄케어시스템

223

추진 개요
제5기 사업계획부터 실시

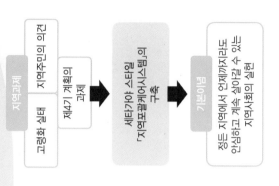

지역과제

| 고령화 실태 | 지역주민의 의견 |

제4기 계획의 과제

↓

세타가야 스타일
「지역포괄케어시스템」의 구축

↓

기본이념

정든 지역에서 언제까지라도 안심하고 계속 살아갈 수 있는 지역사회의 실현

추진 경위

(배경·지역의 과제)

● 구성 독거지구로 전체 고령자실태파악조사를 실시. 그중에서 독신고령자와 고령자단독세대의 합계가 약 절반을 넘고 있는 실태가 분명해짐

● 제4기 개호보험사업계획에서 과제를 도출

● 제5기 개호보험사업계획의 수립을 위한 의견교환에서, 사는 곳 근처에서의 건강만들기와 개호예방의 중요성 등에 대해서 주민으로부터 많은 의견이 나옴

(추진의 포인트)

● 지역포괄케어시스템의 5개 요소를 균형있게 포함한 특징적 추진

① 의료 ⇒ 세타가야구구의료연계추진협의회에 의한 재택의료 추진의 노력

② 개호 ⇒ 정기순회·수시대응형방문개호간호의 이용·사업전개의 추진

③ 예방 ⇒ 사회참가를 통한 개호예방에 의한 고령자의 가치와 외출의 기회 창출

④ 주거 ⇒ 치매고령자그룹홈과 사회지원 등을 효과적으로 활용한 도시형자가노인홈 등의 정비

⑤ 생활지원 ⇒ 주민단체·사회복지협의회 주체의 지역활동의 추진 등

● NPO·사업자·대학·행정 등의 약 70개 단체가 연계·협동하여 고령자의 사회참가의 장소와 기회 만들기, 응원을 하는 「세타가야 생애현역 네트워크」를 만드는 등 사회참가를 촉진

세타가야의 특징적인 추진

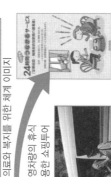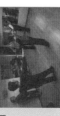

在宅整備支援のイメージ ～地域で支えるケアの整備～

의료와 복지를 위한 체계 이미지

복지시설 송영차량의 휴식 시간대를 이용한 소핑투어

정기순회·수시대응
방문문개호간호의
팜플릿

자원봉사자 동행심승
접촉서비스사업 서비스의
실적(2012년)
○협력회원 : 634명
○이용회원 : 1,241명
○서비스 이용시간 :
39,055시간

오너가 자택의 차고를 개보수해서
주민의 지역활동 교류의 장소로 제공
(일반재단법인) 세타가야 트러스트 마을만들기
<지역 공생의 집>

추진 포인트

분야	추진 배경	추진 포인트
의료	재택의료의 중심 효율를 위한 연계 체계 만들기	● 연락회 등에 의한 복지/의료와 얼굴이 보이는 관계 만들기 ● 케어매니지 타입 및 의료와 개호의 연계시에 의한 복지와 의료 정보의 공유화 등이 노력을 의료관계자와 케어매니저 등으로 구성하는 세타가와구 연계추진협의회를 중심으로 추진
개호	안심할 수 있는 고령자의 재택 생활의 실현	● 시범사업 실시의 경험을 살려서 정기순회·수시대응 방문개호간호를 2012.4월부터 세타가와구 전역에서 제공가능한 체계를 확보하고 계획적으로 정비를 추진 ● 새로운 서비스의 보급을 위해 이용자와 개호사업자 등에게 팜플릿 및 사례집을 배포
예방	고령자의 거처와 기회의 창출 (시범사업에 의한 새로운 개호 예방)	● 지역포괄지원센터에 의한 사회자원을 활용한 고령자의 거처만들기(찻집·대화 등이 활용) ● 중고령층 자원봉사자의 활동 촉진(소포지원 등) ● 재활복지 등 전문직에 의한 방문에서 생활기능저하에 대응한(환경조정, 동작지도 등)
주거	사회자원의 효과적 활용에 의한 저소득고령자 등의 거처 주장소의 확보	● 구립고령자센터를 민영화하고, 데이서비스·숏스테이에 병설한 도시형거지가노인홈을 오픈(2013 8월) 너 ● 도쿄도운영 재건축복지에 설립되는 특별양호노인홈에 도시형지가노인홈을 병설
생활 지원	공적서비스 이외의 지역활동·자원의 활용	● 지역자원(민정·반장 등)을 효과적으로 활용한 지역활동(심동 및 미니데이 등의 등의 가정 정비 ● 사회복지협의회 주체의 생활지원서비스의 제공(접족서비스사업) 및 주민지원자원봉사자의 신설·운영지원

지역포괄케어시스템구축을 위한 추진사례 : 미에현 욧카이치시

사회복지법인과 지역조직의 협동에 의한 일상생활지원체계의 구축

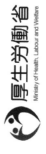

厚生労働省
Ministry of Health, Labour and Welfare

지자체 개요
미에현 욧카이치시(미에 서부지구)

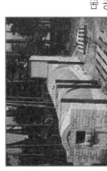

대표적 지방토산품「반고야키(萬古燒)」와 콩망

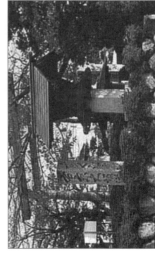

옛날은 여인숙마을로서 번창한 욧카이치시

● 지역 개황

욧카이치시는 미에현의 북부에 위치하고 자연환경이 좋은 온화한 지역

전후에는 일본 최초의 콤비나트(combinat)가 입주해 욧카이치항구를 중심으로 선벨트시로서 발전하였고, 최근에 내륙지역에 반도체, 자동차, 전기, 기계, 식품 등 다양한 기업이 집적하고 있다.

(이 중, 미에서부지구)

● 인구 : 312,856명(4,894명)

● 고령화율

65세 이상 : 22.6%(30.5%)

75세 이상 : 10.5%(11.7%)

지역 안에서 서로 지지하기 위해 필요한 서비스 구축을 위한 노력(웃가이치시)

2012년 4월부터 대형주택단지의 중심에 있는 빈 점포를 활용해 ① 종합상담기능, ② 식사의 확보기능, ③ 지역주민의 모임의 장소로서의 기능을 겸비한 《고령화방지거점》을 「사회복지법인 세이프라케이(青い風会)」가 운영. 현재 1일 약 20명의 지역주민이 이용하고 있다.

또, 그 추진과 연동하는 형태로 지역주민·자치회가 주체가 되어 지역완결형의 일상생활지원을 목적으로 한 회원제 조직 「라이프 서포트 미에서부」를 발족. 2013년 3월부터 65세 이상의 고령자 등을 위해 지역주민에 의한 저렴한 일상생활지원서비스 제공 시스템으로서 시작했다.

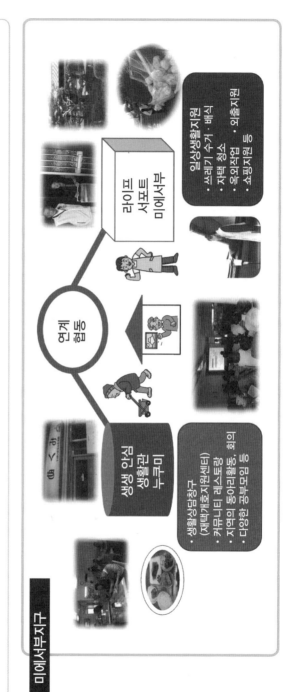

미에서부지구

라이프 서포트 미에서부

일상생활지원
- 쓰레기 수거·배식
- 자택 청소
- 옥외작업 · 외출지원
- 소공지원 등

연계 활동

생생 안심 생활관 누쿠미
- 생활상담창구 (자택개호지원센터)
- 커뮤니티 레스토랑
- 지역의 동아리활동, 회의
- 다양한 공부모임 등

추진 개요
2011년부터 실시

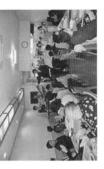

3월의 시범오픈에 방문한 주민 등으로
떠들썩한 「생생 안심생활 누꾸미」

(실시주체) 사회복지법인 세이잔리카이(주민조직 「라이프 서포트 미에서부」와 연계)

(배경·지역의 과제)

● 미에서부구는 시내에서도 고령화율이 높고, 고령자의 생활에 필요한 지켜보기, 생활지원, 칩거 방지의 대책이 필요하다고 생각하던 사회복지법인이 고령자가 많이 살고 있는 대형주택단지의 중심에 있는 「빈 점포」를 효과적으로 활용하여 고립화방지거점을 정비하도록 행정측에 촉구한다.

● 이를러 주민조직과 연계해 회원을 위한 「배식」, 「쇼핑지원」을 개최. 2013년 3월부터 개시.

● 당초 이 지역에서 법인의 인지도가 낮아서 자치회 등 지역주민에게 대한 설명과 이해를 얻는데 일정한 시간이 필요했었다.

(추진의 포인트)

● 사회복지법인과 주민조직이 역할분담을 하여 가까운 장소에서 종합상담에서 일상생활지원으로 연결하는 네트워크를 만든다.

● 빈 점포 등 기존의 지역자원을 효과적으로 활용

● 옷카이치시는 재정지원(지역상호부조체계 만들기사업) 및 정보제공 등이 측면 지원

● 지역포괄지원센터(재택개호지원센터)는 주로 거점 운영 및 주민활동의 시자에 구체적 상담 및 활동 중에 나온 상담에 대한 대응 등 옷카이치시와 같은 측면에서 활동을 후원

추진 관련 재원

● 2011년도 지역상호부조체계 만들기사업(거점 정비) 4,700천 엔(보조율 : 중앙정부 10/10)
● 실시 이후의 운영경비에 있어서, 거점 운영은 사회복지법인이 자체 재원으로, 주민조직은 회원제도로 운영

미에서부연합 자치회가 발행하고 있는 「라이프 서포트 미에서부」의 팸플릿

추진에 필요한 네트워크·사회자원

● 중핵이 되는 사회복지법인
● 주민조직·자치회
● 욧카이치시 담당자
● 지역포괄지원센터·재택개호지원센터
● 빈 점포

추진 효과

● 고령자의 학가방지대책, 생활지원 등을 추진
● 활동거점을 중심으로 지역주민의 상호협력 추진

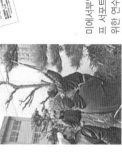

미에서부연합 자치회가 실시한 라이프 서포트의 서비스에 종사하는 자를 위한 연수 「정원수의 손질」 모습

향후 전망

● 현재의 추진에 대해서, 그리고 필요한 지원, 네트워크 등의 검증을 실시한다.
● 상기의 검증결과를 갖은 환경에 있는 욧카이치시 전역으로 확대해 전면 실시한다.
● 거점정비 등에 관련된 재원확보, 지역지원사업의 활용방대책에 대해서 검토한다.

지역포괄케어시스템구축을 위한 추진사례 :

가고시마현 야마토촌

주민이 스스로 생각하는 상호부조의 지역만들기

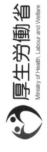 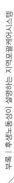 厚生労働省
Ministry of Health, Labour and Welfare

지자체 개요

가고시마현 야마토촌

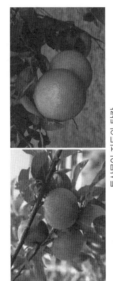

특산물인 지두와 탄캉

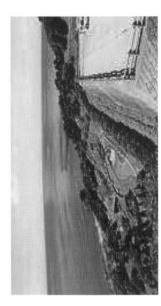

키비노사토이소히라 공원

● 지역 개황

야마미오섬 중앙에 위치해 동중국해에 접한 리아스식 해안과 험난한 산들에 둘러싸인 마을. 「사탕수수 발상지」인 것 이외에, 자연조건 · 지형조건 등 살린 「지두 · 탄캉」을 주요 농산물 및 가공품 등이 상품화를 추진하고 있다.

● 인구 : 1,641명

● 고령화율

65세 이상 : 37%
75세 이상 : 23%

주민이 주체가 된 활동에 의한 지역만들기(야마토촌)

사는 주민 스스로가 움직이지 않으면 살고 싶은 지역은 만들어지지 않는다. 주민이 주체가 된 활동의 전개를 통해서 삶의 보람, 역할, 휴식, 즐거움이 나오게 된다. 여기에 몸이래 담아내 넣으면, 지역만 데이서비스, 살롱, 기념, 개호예방, 건강만들기, 세대간 교류, 지상대책, 친가예방… 등이 망라된다고 하는 것을 지역주민이 가르쳐 주고 있다. 행정이 만드는 것이 아니라, 이웃을 중심으로 한 지역주민의 생활에서 힌트를 얻어내는 지역만들기.

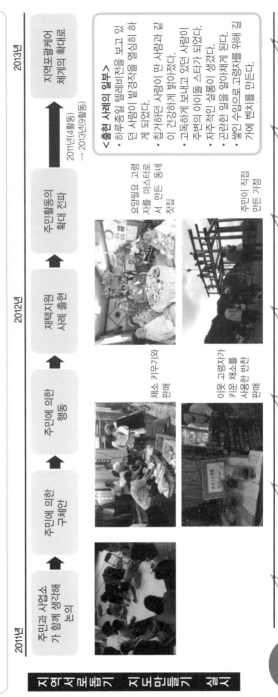

2011년

주민과 사업소가 함께 생각해 논의

→ 주민에 의한 구제안

→ 주민에 의한 행동

2012년

→ 재택지원 사례 출현

채소 키우기와 판매

이웃 고령자가 기른 채소를 사용한 반찬 판매

2013년

→ 주민활동의 확대 전파

요양필요 고령자를 마스터로 서 만든 동네 찻집

주민이 직접 만든 거점

→ 지역포괄케어 체계의 확대로

2011년(4활동) →2013년(9활동)

<출현 사례의 일부>
- 하루종일 텔레비전을 보고 있던 사람이 보정작업을 열심히 하게 되었다.
- 칩거하던 사람이 만 사람과 같이 건강하게 밝아졌다.
- 고독하게 보내고 있던 사람이 주변의 아이돌 스타가 되었다.
- 자주적인 살롱이 생겼다.
- 곤란한 일을 알아채게 된다.
- 쌓인 수입으로 고령자를 위해 길가에 벤치를 만든다.

행정의 역할

- 서로 대화의 장소 제공
- 주민과 함께 생각한다
- 활동을 지켜본다
- 주민이 있는 곳으로 이동한다
- 주민에 대한 정보제공
- 필요에 따라 재정지원
- 주민의 활동을 전파한다

지역서로돕기 지도만들기 실시

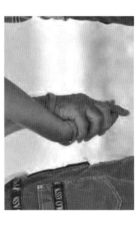

「누구나가 마지막까지 가족과 함께 섬에서 살고 싶어한다」

추진 개요
2011년부터 실시

추진 경위

(실시주체)

- 사업 전체는 아마토죠, 개별 추진은 주민이 주체

(배경 · 지역의 과제)

- 전국 평균을 넘는 고령화율
- 지금까지 가족과 이웃 주민이 자발적으로 해온 서로돕기가 사라져서 평소의 어려움을 해결 못하는 경우가 증가했다.
- 사람들의 마음 속에 서로돕기를 부끄러워서 누구나가 서로 거리낌이 없이 서로 돕는 생활지원서비스의 시스템 만들기가 필요
- 지역포괄지원센터가 사업을 구성. 주민 주체의 중요성을 설명하는데 어려움

(추진의 포인트)

- 주민이 생각하고 추진한다.
- 지역 상호부조 지도만들기를 계기로 주민 주체의 개호예방과 생활지원을 계속 추진

추진 관련 재원

- 지역상호부조 체계만들기사업(중앙정부 10/10)
  2011 : 4,762천 엔, 2012 : 1,663천 엔

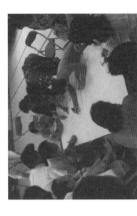
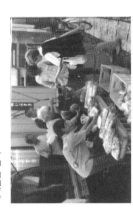
지역상호부조 지도민들기의 모습 주민·서업소 등 세대불문 참가

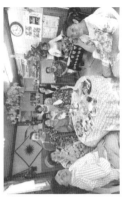
채소키우기 지원과 동네 찻집의 활동

추진에 필요한 네트워크·사회자원

- 주민 유력인사 조직
- 행정은 주민과 함께 생각하고 필요에 따라 재정지원

추진 효과

- 이용자(참가자)에 대한 좋은 영향
- 외출 의욕, 참가 해소
- 주민 주체의 활동이 계속 추진됨(2011 : 4개 활동→2012 : 9개 활동)
- 지역상호부조직도에 의해 주민이 지역의 실태를 인식, 이에 맞게 동료와 함께 생각하는 과정이 생겼다.
- 활동의 참가자는 서서히 증가해 100명 이상
- 주민 주체의 노력에서 더욱더 새로운 노력이 전개된다.
→ 채소 키우기 지원이 이를 사용한 반찬의 판매 그 판매에서 배달과 지켜보기로 도 발전
→ 지주적 상품이 시작되었다.
→ 어려운 일을 서로 알려주는 것이 득데된다.

향후의 전망·과제

- 주민끼리의 활동 하나하나가 전체로 이어져서 마을이 하나가 된 활동으로 발전시킨다.
- 종합적인 지역포괄케어시스템의 일익을 담당하는 지역의 힘을 높여간다.
- 행정조직 간 활동 연계가 필요

지역포괄케어와 지역공생사회

일본의 커뮤니티 케어

초판 1쇄 발행일 | 2018년 11월 3일
초판 2쇄 발행일 | 2019년 3월 13일

지은이 | 니키류
옮긴이 | 정형선, 김도훈, 김수홍
펴낸곳 | 북마크
펴낸이 | 정기국
디자인 | 서용석
마케팅·관리 | 안영미

주 소 | 서울특별시 동대문구 무학로45길 57 4층
전 화 | (02) 325-3691
팩 스 | (02) 6442-3690
등 록 | 제303-2005-34호(2005.8.30)
I S B N | ISBN : 979-11-85846-72-9 13510
값 | 15,000원